ÉPREUVE

DU

BLEU DE MÉTHYLÈNE

ET

PERMÉABILITÉ RÉNALE

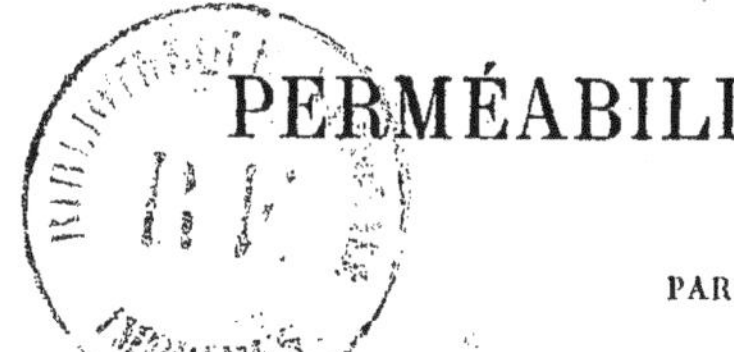

PAR LE

Docteur J. CASTAIGNE

ANCIEN INTERNE (MÉDAILLE D'OR) DES HOPITAUX DE PARIS

CHEF DE LABORATOIRE DE LA FACULTÉ DE MÉDECINE

LAURÉAT DE LA FACULTÉ (PRIX SAINTOUR, 1898)

PARIS

IMPRIMERIE V^VE JOUSSET

8, rue de Furstenberg, 8

1900

ÉPREUVE

DU

BLEU DE MÉTHYLÈNE

ET

PERMÉABILITÉ RÉNALE

PARIS, IMP. JOUSSET 8, RUE DE FURSTENBERG.

ÉPREUVE

DU

BLEU DE MÉTHYLÈNE

ET

PERMÉABILITÉ RÉNALE

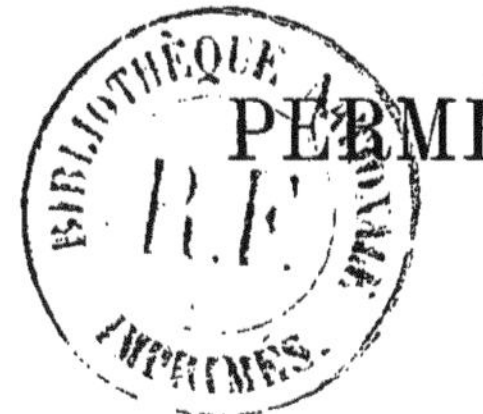

PAR LE

Docteur J. CASTAIGNE

ANCIEN INTERNE (MÉDAILLE D'OR) DES HOPITAUX DE PARIS

CHEF DE LABORATOIRE DE LA FACULTÉ DE MÉDECINE

LAURÉAT DE LA FACULTÉ (PRIX SAINTOUR, 1898)

PARIS

IMPRIMERIE Vve JOUSSET

8, rue de Furstenberg, 8

1900

TRAVAUX DE L'AUTEUR

I. — Travaux concernant la perméabilité rénale.

Diagnostic de la perméabilité rénale. — *Bulletins et mémoires de la Société médicale des Hôpitaux*, 30 avril 1897, page 637 (en collaboration avec M. Ch. Achard).

Sur l'application du bleu de méthylène au diagnostic de la perméabilité rénale. — *Bulletins et mémoires de la Société médicale des Hôpitaux*, 18 juin 1897, page 831 (en collaboration avec M. Ch. Achard.

Sur l'élimination du bleu de méthylène. — *Bulletins et mémoires de la Société médicale des Hôpitaux*, 30 juillet 1897, page 1128 (en collaboration avec M. Ch. Achard).

Sur la décoloration du bleu de méthylène par les éléments vivants. — *Société de Biologie*, 18 décembre 1897, page 1091 (en collaboration avec M. Ch. Achard).

La perméabilité rénale et la composition des urines dans la congestion d'origine cardiaque et dans le mal de Bright. — *Bulletins et mémoires de la Société médicale des Hôpitaux*, 14 janvier 1898, page 5 (en collaboration avec M. Ch. Achard).

Valeur séméiologique de l'épreuve du bleu de méthylène chez les hépatiques. — *Bulletins et mémoires de la Société médicale des Hôpitaux*, 22 avril 1898, page 359 (en collaboration avec M. A. Chauffard).

Sur les rapports de la réaction de l'urine avec l'élimination du bleu de méthylène. — *Société de Biologie*, 23 avril 1898 (en collaboration avec M. Ch. Achard).

Diagnostic de la perméabilité rénale par le procédé du bleu de méthylène. — *Gazette des Hôpitaux*, 11 juin 1898, n° 66, page 622.

L'épreuve du bleu et les éliminations urinaires chez les hépatiques. — *Journal de physiologie et de pathologie générale*, 1899, page 359 (en collaboration avec M. A. Chauffard.)

L'exploration clinique des fonctions rénales par l'élimination provoquée. — *Monographie de l'œuvre Médico-chirurgicale*, août 1900 (en collaboration avec M. Ch. ACHARD).

II. — Autres travaux du même auteur.

1897

Infarctus récent et très étendu du myocarde. — *Bulletin de la Société Anatomique*, février 1897.

Pleurésie purulente et septicémie mortelle produite par le tétragène. — *Bulletins de la Société Anatomique*, mai 1897.

Contribution à l'étude du sérum lactescent. — *Archives générales de Médecine*, juin 1897.

Sur un cas de pneumo-typhoïde avec séro-réaction diagnostiquée par ponction du poumon et de la rate. — *Gazette hebdomadaire*, 11 juillet 1897.

Transmission de la substance agglutinante du bacille d'Éberth par l'allaitement. — *Médecine moderne*, 13 novembre 1897, page 721.

1898

L'Épreuve de la glycosurie alimentaire et ses causes d'erreur. — *Archives générales de Médecine*, janvier 1898 (en collaboration avec M. Ch. ACHARD).

Endocardite végétant des sigmoïdes pulmonaires au cours de la fièvre typhoïde. — *Bulletins et mémoires de la Société Anatomique*, 11 février 1898.

Étude expérimentale sur le passage des substances toxiques du fœtus à la mère. — *Archives de Médecine expérimentale et d'Anatomie pathologique*, septembre 1898, page 693 (en collaboration avec M. le Dr BARON).

Ulcérations intestinales urémiques et thrombose de la veine porte. — *Bulletins et mémoires de la Société Anatomique*, 17 juin 1898.

La paralysie isolée du muscle grand dentelé. — *Nouvelle iconographie de la Salpêtrière*, novembre 1898 (en collaboration avec le Dr Souques).

Note sur un cas anormal de granulie des reins. — *Bulletins et mémoires de la Société médicale des Hôpitaux*, 11 novembre 1898 (en collaboration avec le Dr Chauffard).

1899

Thrembose oblitérante du tronc de l'artère coronaire gauche. — *Bulletins et mémoires de la Société Anatomique*, février 1899, page 144.

Infarctus hémorrhagique très étendu du foie. — *Bulletins et mémoires de la Société Anatomique*, février 1899, page 150.

L'Épreuve de la glycosurie alimentaire au cours des ictères infectueux. — *Comptes rendus de la Société de Biologie*, 25 février 1899.

L'Épreuve de la glycosurie alimentaire. — *Gazette des Hôpitaux*, 4 mars 1899.

Ulcère simple de la vessie, hématurie, perforation vésicale. — *Bulletins et mémoires de la Société Anatomique*, mars 1899, page 230.

De l'ictère achrolurique. — *Comptes rendus de la Société de Biologie*, 15 avril 1899 (en collaboration avec M. A. Gilbert).

Du chimisme hépatique dans la chlorose. — *Comptes rendus de la Société de Biologie*, 15 avril 1899 (en collaboration avec M. A. Gilbert).

Pigment biliaires du sérum sanguin au cours de l'ictère hémaphéique. — *Comptes rendus de la Société de Biologie*, 29 avril 1899 (en collaboration avec M. A. Gilbert).

Ligature expérimentale de l'artère hépatique. — *Bulletins et mémoires de la Société Anatomique*, avril 1899, page 329 (en collaboration avec le Dr Dujarier).

Forme micro-splénique de la cirrhose hypertrophique biliaire. — *Comptes rendus de la Société de Biologie*, 20 mai 1899 (en collaboration avec M. A. Gilbert).

Infection thyroïdienne et goître exopthalmique. — *Comptes rendus de la Société de Biologie*, 3 juin 1899 (en collaboration avec M. A. Gilbert).

Note sur un cas de cirrhose tuberculeuse partielle avec dégénérescence graisseuse et hépatite parenchymateuse. — *Comptes rendus de la Société de Biologie*, 3 juin 1899 (en collaboration avec M. A. Gilbert).

Contribution à la pathogénie du rhumatisme cérébral. — *Bulletins et mémoires de la Société médicale des Hôpitaux*, 9 juin 1899 (en collaboration avec M. A. Souques).

Tuberculose primitive de la rate. — *Bulletins et mémoires de la Société médicale des Hôpitaux*, 9 juin 1899 (en collaboration avec M. Ch. ACHARD).

La tension artérielle dans la pneumonie. — *Journal des praticiens*, 9 décembre 1899, page 769 (en collaboration avec M. A. GILBERT).

Sur les causes brusques de mort après ligature brusque de la veine porte. — *Archives de Médecine expérimentale et d'Anatomie pathologique*, novembre 1899, page 751 (en collaboration avec X. BENDER).

1900

Le pouvoir absorbant de la plèvre. — *Presse médicale*, 28 mars 1900, page 150.

La physiologie de la plèvre malade. — *Bulletin et mémoires de la Société médicale des Hôpitaux*, 6 juillet 1900.

De l'ictère familial. — *Bulletin des mémoires de la Société médicale des Hôpitaux*, 17 juillet 1900 (en collaboration avec MM. A. GILBERT et P. LEREBOULLET).

La perméabilité méningée au cours de la cholémie. — *Comptes rendus de la Société de Biologie*, 27 octobre 1900 (en collaboration avec M. A. GILBERT).

La perméabilité méningée et la toxicité du liquide céphalo-rachidien dans l'urémie. — *Comptes rendus de la Société de Biologie*, 3 novembre 1900.

INTRODUCTION

Le rôle que joue le rein, comme principal émonctoire de l'économie, a une telle importance que la suppression de ses fonctions éliminatrices entraîne, à bref délai, des accidents mortels. On comprend donc tout l'intérêt qu'attachent les médecins à savoir si le rein est, ou non, perméable, c'est-à-dire s'il élimine, ou non, les substances dont il doit, normalement, débarrasser l'organisme. A cette étude des fonctions du rein, se sont intéressés tous les médecins, dès que les travaux de Bright et de Rayer eurent montré toute l'importance clinique qu'avaient les néphrites.

Lorsqu'on eut signalé la fréquence de l'albuminurie au cours des maladies des reins, on crut immédiatement résolu, le problème de l'étude des fonctions rénales. « L'hydropisie de Bright, disait Martin Solon, a pour signe pathognomonique, la présence de l'albumine dans l'urine : c'est pour cela que nous la désignons sous le nom d'albuminurie. Que les infiltrations et les collections séreuses qui l'accompagnent existent ou disparaissent, tant que l'albumine existe dans l'urine, la maladie persiste et demande l'attention du médecin. » Cette valeur clinique absolue de l'albuminurie n'a pour ainsi dire pas été discutée jusqu'à ces dernières années, jusqu'à ce que le professeur Dieulafoy soit venu montrer que « l'albuminurie, longtemps considérée comme arbitre souverain, n'a, en somme, qu'une valeur secondaire quand il s'agit de spécifier le diagnostic et le pronostic de la maladie de Bright. Elle n'est qu'un pâle satellite de certaines néphrites, elle n'en est qu'un témoin, et quel témoin! Témoin infidèle puisqu'il peut faire défaut, témoin trompeur puisque, si l'on n'était prévenu, il pourrait induire en erreur et faire admettre une néphrite qui n'a jamais existé. » Mais, en même temps que le professeur Dieulafoy faisait le procès de l'albuminurie, il indiquait la voie à suivre dans les recherches ultérieures, lorsqu'il disait : « Ce qui domine la situation, dans la maladie de Bright à toutes ses phases, ce qui crée le danger, ce n'est pas ce qui passe au travers des reins, c'est ce qui ne passe pas. »

Le procédé idéal pour se rendre compte de la perméabilité rénale ainsi comprise serait de connaître, comparativement, la teneur du sang et de l'urine en substances chimiques et en produits toxiques. C'est ce qu'ont tenté de rechercher, à divers degrés, les différents observateurs.

L'analyse chimique des urines peut renseigner sur le degré de perméabilité rénale, en montrant si l'élimination urinaire des 24 heures est supérieure, égale ou inférieure à la normale. Théoriquement donc, c'est un excellent procédé, mais pratiquement les objections qu'on peut lui faire sont multiples : il faut tenir grand compte dans l'appréciation des résultats obtenus, de l'état général du malade et de son alimentation. Ces causes de variations du taux urinaire étant mises à part, il est loin d'être simple de faire une analyse complète d'urine et le médecin, pour cela, doit être doublé d'un chimiste très précis. Ces recherches sont d'autant plus longues, qu'il ne suffit pas d'examiner les urines d'un seul nyctémère, pour être fixé sur l'état de l'élimination rénale, attendu que l'on sait que chez un sujet dont le rein est très peu perméable, il se produit, de temps en temps, de véritables décharges urinaires, dues à la grande quantité de substances accumulées dans l'organisme. Enfin, même si l'on arrivait à connaître chimiquement le taux de l'élimination urinaire pendant plusieurs jours de suite, il faudrait encore se demander ce qui, dans les variations d'élimination, appartient d'une part aux lésions du rein, d'autre part à la nutrition générale et aux altérations des autres organes, particulièrement du foie.

La recherche des cylindres urinaires peut avoir sa valeur au point de vue du diagnostic et du pronostic des néphrites, mais leur constatation ne renseigne pas sur l'état de la perméabilité des reins. Sans doute, on peut dire, jusqu'à un certain point, comme le soutiennent Bard et son élève Péhu, que les cylindres granuleux sont caractéristiques des néphrites épithéliales ; alors, si l'on admet la théorie d'aprés laquelle la néphrite parenchymateuse s'accompagne toujours de perméabilité exagérée, on pourrait soutenir que la constatation de cylindres granuleux est un signe de perméabilité rénale augmentée. Mais nous verrons qu'il n'est pas permis de souscrire, d'une façon absolue, à la théorie qui soutient que tous les reins atteints de néphrite épithéliale sont des filtres troués, et jusqu'à présent, tout au moins, nous ne croyons pas que la constatation de cylindres dans l'urine puisse renseigner sur la perméabilité du rein.

La recherche de la toxicité urinaire est un moyen d'investigation dont la portée est beaucoup plus grande. On sait, en effet, depuis les mémorables travaux du professeur Bouchard, que le rein élimine à l'état normal toute une série de poisons, dont le pouvoir toxique est sensiblement le même pour les sujets en bon état de santé, mais varie beaucoup au cours des différentes maladies. L'étude des variations de la toxicité des urines dans au cours des néphrites semble bien convenir à la recherche de la perméabilité rénale, puisque théoriquement elle met en évidence l'insuffisante élimination des substances nuisibles. Malheureusement, l'interprétation des résultats obtenus n'est pas très simple, comme le montrent les discussions récentes au sujet de l'osmonocivité. D'ailleurs, en admettant que l'on puisse tenir compte des résultats, même approximatifs, obtenus dans la recherche de la toxicité des urines, on ne peut pas attribuer les variations, uniquement à des changements dans l'état de la perméabilité rénale : il faut tenir compte encore, de l'état fonctionnel des différents organes, de la perturbation plus ou moins grande dans les échanges organiques, du régime suivi par le malade. Ici se place encore la même difficulté d'interprétation que nous avons rencontrée lors de l'analyse chimiqne des urines : c'est, en somme, le rapport entre la toxicité du sang et celle de l'urine, chez chaque malade, qu'il faudrait établir, pour apprécier l'état des fonctions rénales ; or, la toxicité du sang semble bien difficile à étudier et les résultats obtenus, à ce sujet, sont le plus souvent contradictoires.

Dans ces dernières années, grâce aux travaux de Hamburger, de Koranyi, qui ont été suivis par un grand nombre d'autres expérimentateurs, on est arrivé à trouver un procédé indirect, d'être renseigné sur la teneur comparative du sérum et de l'urine en substances solubles, par l'étude du point de congélation de ces deux liquides. La cryoscopie pourra, nous en sommes persuadés, donner des renseignements très utiles sur les échanges moléculaires de l'organisme et sur la perméabilité rénale ; déjà Claude et Balthazard ont, par ce procédé, obtenu des résultats très intéressants qui leur permettent « d'apprécier exactement la valeur fonctionnelle du cœur ou du rein à une des étapes de la maladie, et indiquer jour par jour les modifications qui peuvent se produire ». La cryoscopie est donc, à notre avis, une méthode d'avenir. Pour le présent, c'est un procédé encore à l'étude, dont on peut dire seulement qu'il nous renseignera peut-être un jour sur les échanges qui se font au niveau du rein à l'état normal et pathologique.

On peut donc, en somme, par les différents procédés que nous venons d'indiquer, obtenir des renseignements plus ou moins précis sur l'état de la perméabilité rénale. On peut même, par l'emploi de l'épreuve de la glycosurie phlorizique, telle que l'ont conseillée Achard et Delamare, étudier les modifications chimiques qui peuvent, ou non, se faire à l'intérieur du rein selon que son parenchyme est, ou non, altéré. Notre intention n'est nullement d'établir une comparaison entre les différents procédés, employés pour apprécier la perméabilité rénale ; ce que nous voulons, c'est montrer quels renseignements on peut obtenir, en étudiant l'élimination rénale du bleu de méthylène introduit dans l'organisme par injection sous-cutanée.

Le principe de la méthode d'appréciation de la perméabilité rénale, basé sur l'étude de l'élimination urinaire d'une substance introduite expérimentalement dans l'organisme, est connu de longue date. Déjà Hahn, en 1820, avait constaté que l'urine des malades atteints de néphrite n'avait pas l'odeur caractéristique de violettes, après l'absorption d'essence de térébenthine ; plus tard Guilbert (1836), Rayer (1837), puis Corlieu (1856) avaient confirmé son opinion. De Beauvais (1858) alla même jusqu'à dire que la suppression complète du passage des matières odorantes dans l'urine, est un signe pathognomonique du mal de Bright et qu'en l'absencc d'œdéme et d'albuminurie, ce seul signe peut avoir une grande valeur au point de vue du diagnostic et du traitement. Mais Duckworth montra qu'il peut s'agir d'un simple retard du passage des odeurs dans l'urine, et d'après Straus, le retard lui-même ne serait pas constant dans la néphrite interstitielle.

Mais, en même temps que l'on abandonnait l'idée de reconnaître la néphrite par l'absence d'odeur dans les urines après ingestion de certaines substances, l'attention était attirée sur l'élimination défectueuse des médicaments, au cours des maladies des reins. Todd (1857) signalait l'intolérance de ces malades pour la poudre de Dower ; Charcot et Cornil (1864) pour les préparations opiacées en général ; Roberts (1865) pour le mercure. Puis Dice Duckworth (1867) étudiant méthodiquement l'élimination de l'iode, des carbonates alcalins, des sels de potasse et de soude, établit que l'apparition de ces substances dans l'urine, est retardée chez les brightiques, et il émet l'opinion que l'élimination plus ou moins rapide de ces substances pourrait servir à mesurer le degré des lésions rénales. C'est surtout grâce aux savantes recherches du professeur Bauchard, que fut bien mis en relief « le danger des médicaments actifs dans les cas de lésions rénales », et l'excellente thèse de son élève Chauvet (1877) résume les travaux entrepris sous sa direction, sur l'élimination, par les reins altérés, du sulfate de quinine, du bromure et de l'iodure de potassium, du mercure et de l'acide salicylique.

Du moment que les médicaments s'éliminent mal, du fait de la lésion rénale, on comprend que l'idée soit venue, aux différents observateurs, d'étudier le degré de la perméabilité rénale d'après la quantité de substance médicamenteuse éliminée : Chauvet s'est surtout servi, dans ce but, des sels de quinine ; Mlle Chopin (1889) a utilisé les salicylates, mais c'est principalement l'iodure de potassium qui fût employé dans ce but, d'abord par Vincent (1883), puis par Deprez (1884), par le professeur Lépine (1885), par Laffay (1893) et par Noë (1894). Toutes ces recherches ont abouti à un même résultat et ont mis en lumière le même fait, à savoir que les médicaments expérimentés passent avec lenteur et difficulté dans les urines, lorsque des lésions anatomiques ont amoindri la perméabilité du rein aux substances qu'il a pour fonction d'éliminer. Mais, d'après le professeur Lépine lui-même, « la difficulté de doser exactement ces substances dans l'urine empêchait que cette notion fut utilisée pratiquement en clinique ».

De telle sorte que, en somme, avant la première communication que M. Achard fit, avec nous, à la Société médicale de hôpitaux, il n'existait pas de procédé pratique pour déterminer la perméabilité expérimentale des reins, par l'étude de l'élimination urinaire de substances introduites artificiellement dans l'organisme. C'est justement parce qu'il répondait à une nécessité clinique, que le procédé du bleu de méthylène a, depuis que nous l'avons préconisé, été utilisé, tant en France qu'à l'Étranger, par de très nombreux médecins qui en ont contrôlé la valeur séméiologique, si bien que c'est par centaines que se comptent, à l'heure actuelle, les observations publiées à ce sujet.

Aussi, le moment nous semble-t-il venu, où l'on peut, en envisageant la série des résultats obtenus, voir quels renseignements on est en droit de demander à cette méthode d'étude de la perméabilité rénale.

Après avoir montré rapidement l'abondance des documents qui se sont accumulés sur la question, et établi la technique à suivre pour que le procédé soit aussi exact que possible, nous nous demanderons ce que devient le bleu injecté dans l'organisme et comment il est éliminé au niveau des reins. Fort des notions que nous aurons acquises par l'expérimentation et l'anatomie pathologique, sur l'élimination urinaire du bleu, nous ferons ensuite la critique des diverses observations publiées et de celles que nous avons nous-même recueillies, et, de ces nombreux documents, nous essayerons de tirer des notions précises sur l'étude des fonctions des reins et sur les rapports de la perméabilité rénale avec l'urémie.

Si ce travail a pu être commencé et, nous l'espérons, mené à bonne fin, c'est grâce aux conseils de tous les instants que nous a constamment prodigués le meilleur des maîtres. Nous avons eu l'honneur d'être bien souvent le collaborateur de M. le professeur agrégé Ch. Achard. C'est sous nos deux noms qu'ont été publiées les premières recherches faites sur l'épreuve du bleu de méthylène, aussi nous ne voulons pas que nos deux noms soient séparés maintenant surtout que de nombreux observateurs ont constaté les services que peut rendre cette méthode à la clinique journalière. Que notre excellent maître nous permette donc de lui dédier ce travail et de le remercier des preuves d'affection qu'il n'a cessé de nous témoigner, depuis que nous avons eu le bonheur d'être son interne.

CHAPITRE PREMIER

Historique de l'épreuve du bleu de Méthylène

C'est le 30 avril 1897 que M. Achard communiquait, en son nom et au mien à la Société médicale des Hôpitaux, nos premières recherches sur le « Diagnostic de la perméabilité rénale ». Dans les trois ans qui se sont écoulés depuis notre communication, l'épreuve du bleu de méthylène a été expérimentée par de très nombreux médecins et a été adoptée par la majorité d'entre eux, comme un très bon procédé d'étude des fonctions rénales. Mais, comme toute méthode nouvelle assez intéressante pour mériter la discussion, notre procédé a rencontré quelques adversaires qui, se basant sur la physiologie normale ou pathologique du rein le plus souvent, sur la clinique quelquefois, ne croient pas qu'on puisse juger la perméabilité vraie des reins par l'étude du bleu de méthylène éliminé. Malgré ces contestations, la méthode devient peu à peu classique, elle est enseignée dans les traités de médecine et de chirurgie, et ce qui prouve en faveur de sa vitalité, c'est qu'il s'est trouvé, en dehors de ses deux défenseurs naturels, d'autres auteurs qui ont réfuté les arguments objectés contre elle et ont montré que l'épreuve du bleu mérite de prendre place parmi les bons procédés de clinique usuelle.

Faire l'histoire de cette méthode, malgré son âge peu avancé, n'est donc déjà plus très simple, car il nous faut envisager successivement : les travaux qui, tout en confirmant l'exactitude générale de l'épreuve, ajoutent quelques détails importants à son étude ; les observations qui ont été invoquées contre sa valeur séméiologique ; enfin les très nombreuses publications qui viennent à l'appui des idées que nous soutenons.

1° Le diagnostic de la perméabilité rénale, d'après les travaux de Achard et Castaigne. — Dans notre première communication, nous établissions la technique du procédé qui, depuis lors, est resté la même ; nous constations la façon dont le bleu de méthylène s'éliminait chez les sujets sains et le type de l'élimination normale que nous décrivions a été contrôlé et admis par tous les autres observateurs ; enfin nous établissions l'existence d'une élimination anormale du bleu de méthylène, caractéristique d'une perméabilité diminuée. Après avoir montré que, dans les cas où les fonctions rénales sont troublées, ni la quantité de bleu éliminée, ni la durée de l'élimination ne présentent rien de fixe, la quantité pouvant être extraordinairement réduite, et la durée pouvant s'éloigner de l'état normal par des écarts considérables en plus ou en moins, nous arrivions à cette conclusion : qu'en somme « c'est le retard de l'apparition du bleu dans l'urine qui nous semble devoir être surtout pris en considération, parce qu'il constitue l'élément le plus constant et le plus saillant de l'épreuve ». Enfin, il est encore deux points sur lesquels nous insistions tout particulièrement, c'est d'une part que, en pratiquant l'épreuve du bleu, on interroge non pas l'état anatomique, mais la valeur physiologique des éléments rénaux, on recherche non pas la lésion du tissu, mais le trouble de la fonction. D'autre part, nous affirmions hautement que le moyen que nous proposions pour apprécier la perméabilité rénale ne se donnait pas pour but d'exclure, mais de contrôler les autres méthodes. Nous verrons ultérieurement que si plusieurs auteurs italiens, et en particulier Luigi Devoto, ont critiqué notre méthode, c'est certainement parce qu'ils n'avaient pas lu ces deux passages de notre travail.

Dans une série de communications ultérieures, nous avons été amenés, M. Achard et moi, à ajouter quelques corrections de détail à notre première communication, notamment au sujet de l'élimination du chromogène, dont l'existence avait été mise en relief par Voisin et Hauser, au sujet du cycle de l'élimination bien étudié par Chauffard et de la prolongation de l'élimination du bleu dont des observations très nombreuses nous avaient montré toute l'importance. C'est en juin 1898 que, dans une revue générale de la *Gazette des hôpitaux,* je donnais d'une façon qui depuis lors n'a pas varié, l'interprétation des résultats obtenus par l'épreuve du bleu. « Si le bleu apparaît dans l'urine, en nature, au bout d'une demi-heure ou d'une heure (délai maximum) ; si l'élimination, très colorée pendant les premières heures, décline progressivement pour disparaître vers la soixantième heure environ, on doit conclure que le rein est perméable. Dans tous les cas où l'un des caractères précédents de l'élimination sera modifié, on devra conclure que la perméabilité est défectueuse. » Mais j'ajoutais immédiatement que, dans l'imperméabilité rénale, il existe des degrés qui, étudiés par ordre de gravité croissante, sont : l'intermittence dans l'élimination du bleu, l'élimination dissociée, c'est-à-dire l'élimination retardée pour le bleu mais normale pour le chromogène, l'élimination prolongée et le retard dans l'apparition du bleu. Mes conclusions étaient que : « retard de l'apparition du bleu, diminution de la quantité de matière colorante éliminée dans un temps donné, prolongation anormale de l'élimination, tels sont les signes fournis par l'épreuve du bleu qui, isolés et surtout réunis, fournissent les principaux indices de l'imperméabilité rénale. »

En réalité, entre notre première communication et nos derniers travaux il y a, comme nous l'avons dit, quelques légères modifications de détail que nous avions été amenés à apporter dans l'interprétation des résultats, en raison des constatations nouvelles que nous avions faites ainsi que des travaux de contrôle publiés par certains auteurs et que nous allons maintenant envisager.

2° *Travaux qui confirment la valeur du procédé, tout en mettant en lumière quelque point nouveau.* — Jules Voisin et G. Hauser, étudiant la perméabilité rénale des épileptiques, font remarquer, les premiers, que le bleu de méthylène est éliminé par le rein non seulement à l'état de liberté, mais encore sous forme d'un composé incolore susceptible de régénérer le bleu par l'ébullition en milieu acide. Cette constatation très importante a été facilement confirmée et à l'heure actuelle, on admet, comme nous l'avons montré avec M. Achard, qu'il existe deux sortes de chromogènes du bleu de méthylène, c'est-à-dire deux sortes de leuco-dérivés capables de régénérer le bleu : un chromogène de fermentation qui se forme *in vitro*, dans les urines riches en bactéries, et un chromogène d'élimination qui est celui qu'avaient décrit Voisin et Hauser. La question de la valeur séméiologique de ce dernier chromogène est un des points les plus discutés de la méthode. Linossier et Barjon croyaient que la décoloration des urines était facteur de l'alcalinité, mais, par une série d'expériences faites avec M. Achard, nous pensons avoir montré que les sujets dont les reins sont normaux ont leurs urines également colorées en bleu, que la réaction en soit alcaline ou acide. Nous étions arrivés, de plus, à cette conclusion que « la multiplicité des substances auxquelles donne lieu l'élimination du bleu de méthylène, nous paraît devoir être comptée comme un nouvel avantage à l'actif du procédé que nous avons institué ». Beaucoup d'auteurs cependant, nous devons l'avouer, étaient restés incrédules, aussi avons-nous recherché dans ce travail à établir, d'une façon indiscutable, la précision qu'apporte à la méthode la constatation de l'élimination du chromogène.

L'excès de perméabilité du rein dans les néphrites épithéliales avait été soutenu depuis plusieurs années par le professeur Bard (de Lyon); l'épreuve du bleu de méthylène fut faite, par lui, tout d'abord chez trois sujets (sujet sain — néphrite interstitielle — néphrite épithéliale). Chez les deux derniers malades, Bard déclare « qu'il a vérifié l'exactitude absolue des affirmations de MM. Achard et Castaigne. » Chez l'autre malade, en revanche, il a constaté une élimination précoce, rapide et très intense, et il conclut ainsi : « Si ma manière de voir est exacte, ce dont j'ai la faiblesse d'être convaincu, et si, d'autre part, le procédé d'Achard et Castaigne est sûr, comme je le crois, il en résultera que ce procédé est encore plus précieux que ne l'ont d'abord pensé ses auteurs, puisqu'il peut contribuer, non seulement à faire apprécier le degré des lésions rénales, mais encore à permettre de préciser leur modalité et à révéler la nature des troubles généraux qu'elles engendrent. » Dans des travaux ultérieurs entrepris avec la collaboration de Bonnet, le professeur Bard montre la réalité de cette élimination massive du bleu au cours des néphrites épithéliales; le professeur Lemoine (du Val-de-Grâce) confirme cette opinion et Léon Bernard, comparant entre elles néphrites parenchymateuses et insterstitielles, au triple point de vue de l'élimination chimique puis de la toxicité des urines et de l'épreuve du bleu, arrive à cette conclusion, que dans la néphrite parenchymateuse, au début tout au moins, la perméabilité est exagérée. Mais tout en étudiant les fonctions du rein dans les différentes formes du mal de Bright, Léon Bernard, qui a comparé entre eux les différents procédés d'appréciation de la perméabilité rénale, reconnaît que « les deux dont la valeur séméiologique est la plus certaine, sont l'épreuve du bleu de méthylène et la recherche de la toxicité urinaire ».

S'il est peut-être exagéré de dire que la perméabilité rénale est augmentée au cours de toutes les néphrites parenchymateuses, il n'en est pas moins vrai, que cette série de recherches a eu la grande importance d'attirer l'attention sur la valeur séméiologique de l'intensité de l'élimination du bleu et sur le cycle de cette élimination.

L'importance de l'intensité de la coloration a été soutenue par Albarran et Léon Bernard pour lesquels « l'intensité de la coloration est un indice bien plus sûr que le mode de début de la perméabilité plus ou moins bien conservée ».

La nécessité d'envisager le cycle de l'élimination a été mise en relief par Chauffard et Cavasse qui ont décrit les types restés classiques d'élimination continue cyclique, polycyclique et intermittente. On sait, d'autre part, depuis les travaux de Chauffard et de ses élèves, toute l'importance que présente l'élimination intermittente au cours d'une maladie de foie, puisqu'elle décèle l'insuffisance de la cellule hépatique.

3° *Travaux qui tendraient à infirmer ou à diminuer la valeur séméiologique de l'épreuve du bleu.* — C'est le professeur Lépine qui, le premier, fit une sérieuse objection à l'épreuve du bleu de méthylène, en disant que, peut-être, elle renseignait exclusivement sur la perméabilité du rein pour cette substance colorante et non sur la perméabilité rénale vraie. Nous ne discuterons pas ici les arguments de Lépine que nous ne voulons signaler pour le moment qu'afin de faire un historique complet de la question, mais nous ferons simplement remarquer que le savant professeur de Lyon pensait bien, tout en faisant ses objections, que la perméabilité au bleu pouvait, jusqu'à un certain point, renseigner sur les fonctions du rein, puisqu'il a préconisé une méthode calquée sur la nôtre, dans laquelle le bleu est remplacé par la rosalinine trisulfonate de soude. Il semble, par conséquent, que les objections faites par Lépine étaient plus théoriques que pratiques puisqu'il admet — ses réserves étant faites — que l'épreuve du bleu ou du rouge a une certaine valeur clinique. Mais les auteurs italiens qui adoptèrent la théorie de Lépine poussèrent leurs conclusions beaucoup plus loin, et Muggia, Luigi Devoto, Pietro Bodoni semblent dire que l'épreuve du bleu ne renseignant que sur le défaut de perméabilité rénale au bleu, ne renseigne sur rien. Il est vrai que ces auteurs ont une façon spéciale de discuter l'opinion des « auteurs français ». Pour mieux la combattre, ils la travestissent tout d'abord, et ils nous font dire, ce qui n'a jamais été ni dans notre opinion ni dans nos écrits, que, pour nous, tout trouble de la perméabilité rénale au bleu est synonyme de lésions rénales, et, encore, que nous conseillons l'épreuve du bleu, à l'exclusion de toutes les autres méthodes.

Un autre argument que l'on a élevé contre la valeur séméiologique de l'élimination urinaire du bleu, c'est le rapport que l'on a pu constater entre l'urémie et la perméabilité rénale pour cette substance colorante. On a constaté (Widal, Vaquez, etc.) des urémies survenant alors que la perméabilité rénale au bleu était très peu diminuée, et on a remarqué, dans d'autres cas, que la perméabilité rénale était très diminuée, sans que pour cela les accidents urémiques deviennent menaçants. Cet argument n'est pas décisif, car on sait le nombre de facteurs qui interviennent dans la production de l'urémie et l'on conçoit très bien qu'un malade très profondément infecté ou intoxiqué ait une crise d'urémie, à l'occasion d'une imperméabilité rénale peu marquée. En revanche, on comprend très bien qu'un malade, dont les causes d'intoxication sont réduites au minimum, n'ait pas d'accidents urémiques, alors même que son filtre rénal est très peu perméable. L'argument qui semble avoir une portée beaucoup plus grande, c'est celui qui combat l'épreuve du bleu en disant que l'on a vu des cas d'urémie dans lesquels l'élimination de la matière colorante était absolument normale (Muggia, Widal), mais ces cas méritent discussion et nous aurons l'occasion d'y revenir.

4° *Les observations qui confirment la valeur clinique de l'épreuve du bleu sont de beaucoup les plus nombreuses.* — Dans les thèses des docteurs Dériaud, Héron de Villefosse, Bourg, Prudhommeaux, sont rapportées une centaine d'observations, toutes concordantes.

Dans les services de MM. Landouzy et Gaucher, Léon Bernard a vérifié, chez 21 malades, la valeur clinique de l'épreuve du bleu et il est arrivé à cette conclusion que c'est un des meilleurs procédés que nous possédions pour apprécier la perméabilité rénale.

Dans le service de M. Merklen, André Martin, recueille 34 observations pour étudier le mécanisme de la polyurie chez les cardiaques, et, après s'être servi de l'épreuve du bleu, il conclut de la façon suivante : « Les résultats que nous avons obtenus, et sur lesquels nous reviendrons tout à l'heure, confirment de tous points les faits déjà publiés par MM. Achard, Castaigne et Chauffard, et, jusqu'à preuve du contraire, nous croyons pouvoir affirmer avec eux que l'épreuve du bleu de méthylène est actuellement le procédé de recherche le plus sûr de l'état de la perméabilité rénale. » En un mot, dans beaucoup de services de médecine des hôpitaux de Paris on emploie journellement l'épreuve de la perméabilité rénale, comme seul moyen pratique d'être renseigné sur l'état de la perméabilité rénale.

D'ailleurs, depuis la publication des articles de Chauffard dans le *Traité de médecine et de thérapeutique,* et de Léopold Levi, dans le *Manuel de diagnostic* Debove-Achard, l'épreuve de la perméabilité rénale est classique en médecine. Il en est de même pour la chirurgie : les articles récents faits par Tuffier et Albarran, dans les deux traités, indiquent l'épreuve du bleu comme une des meilleures méthodes pour la recherche de la perméabilité rénale. D'ailleurs, les constatations chimiques et anatomiques de Bazy,et celles de Guyon et Albarran, de Albarran et Léon Bernard, les réflexions du professeur Lannelongue sur la nécessité de pratiquer l'épreuve du bleu avant certaines opérations chirurgicales, les communications de Tuffier au Congrès de Moscou, les discussions récentes, à la Société de chirurgie, au sujet de l'association du cathétérisme de l'uretère et de l'épreuve du bleu comme moyen de diagnostic de la perméabilité rénale, ont achevé de montrer toute l'importance que peut avoir la méthode en chirurgie.

De même, pour l'obstétrique, les observations de Potocki, de Bar, Menu et Mercier, les thèses de Guénard et de Goin ont mis en relief la valeur de l'épreuve du bleu et montré qu'elle pouvait être utile, pour différencier les albuminuries bénignes d'avec les graves et pour éclairer la pathogénie si confuse de l'éclampsie.

A Lyon, depuis les résultats si importants acquis par Bard et Bonnet avec le bleu, c'est surtout la rosaniline trisulfonate que l'on emploie. Entre les mains de Dreyfus et de Jean Lépine, elle a donné des renseignements très intéressants qui confirment tout à fait notre procédé, dont le leur n'est, d'ailleurs, qu'un dérivé.

A Toulouse, les observations de Baylac et Pérés rapportées à la Société médicale des hôpitaux de Paris, confirment entièrement nos recherches, de plus dans sa thèse basée sur 21 observations Pérés déclare que « le procédé du bleu de méthylène constitue un procédé de choix pour l'étude de la fonction éliminatrice du rein. Ce procédé, d'une innocuité absolue, fera apprécier, non seulement les lésions rénales dans les affections diverses, mais aussi la valeur physiologique des éléments du rein. Dans chaque cas, il contribuera à établir un pronostic exact ».

A Montpellier, Léon Imbert a, par l'association du cathétérisme de l'uretère à l'épreuve du bleu, contribué à montrer la valeur clinique de l'épreuve du bleu. Gibert, dans sa thèse basée sur 60 observations personnelles, confirme, sur tous les points, les résultats obtenus grâce à la méthode du bleu de méthylène, et nous ne pouvons mieux faire que de citer les conclusions de chacun de ses chapitres, qui ont porté successivement sur la valeur de l'épreuve pour les accoucheurs, les chirurgiens et les médecins. Pour l'obstétrique, il conclut ainsi : « Quand, dans le cours de la grossese, l'albuminurie, symptôme isolé, coïncide avec une élimination normale du bleu, on peut affirmer l'intégrité physiologique du rein. L'élimination retardée chez une femme enceinte albuminurique signe la néphrite interstitielle et possède une réelle valeur diagnostique et pronostique. » Il montre de même les services que peut rendre l'épreuve du bleu à la chirurgie rénale : « Ce petit chapitre de séméiologie chirurgicale, dit-il, en terminant, pourra s'étendre ultérieurement;

d'ores et déjà, nous pouvons conclure que le procédé du bleu permet, le plus souvent, de résoudre les questions suivantes : 1° Un sujet présentant des troubles divers qui paraissent d'origine rénale, est-il réellement porteur d'une affection du rein ? 2° Un malade pisse du pus, du sang, de l'albumine, a-t-il une lésion vésicale ou rénale ? 3° L'indication de la néphrotomie se présentant, quel est l'état de l'autre rein ? » Pour les cas médicaux, il met en relief surtout les points suivants : « De tous ces faits relatifs aux néphrites, on peut conclure que l'épreuve du bleu, hormis les cas de néphrites mixtes encore entourées d'obscurité, donne une notion juste de l'état fonctionnel du rein. Elle rend les plus grands services, en ce qui concerne les néphrites interstitielles, c'est-à-dire dans les circonstances où le diagnostic clinique est le plus difficile : ne serait-ce qu'à ce titre, elle mériterait une place de premier ordre parmi les signes révélateurs des siléroses rénales. » Considérant ensuite les services que peut rendre la méthode, pour apprécier les causes d'une intolérance médicamenteuse, il dit que, pour sa part, avant de pratiquer des injections mercurielles, dans le service du professeur Brousse, il recherchait l'état de la perméabilité rénale par le bleu de méthylène et il croit que « si l'on répétait cette expérience dans tous les cas d'intolérance médicamen teuse, on verrait, sans nul doute, que beaucoup d'idiosyncrasies peuvent être mises sur le compte d'un trouble de la perméabilité rénale. » Ses conclusions générales sont tout aussi nettes : « De cela, il ressort en dernière analyse, dit-il, que le procédé du bleu, par sa simplicité et la valeur de ses résultats, est venu s'ajouter heureusement et remplacer en partie les signes cliniques précédemment employés pour arriver au diagnostic des affections rénales. »

A Marseille, Reynaud et Olmer ont rapporté 343 observations indiquant les renseignements fournis par l'épreuve du bleu dans les cas les plus différents. Ils en concluent que : dans toutes les manifestations de sclérose (néphrite interstitielle, artério-sclérose, etc.) l'élimination du bleu est constamment retardée et prolongée. Il existe un trouble analogue, dans la plupart des cas de néphrite diffuse chronique. Dans les maladies du foie, lorsqu'il existe une altération organique ou fonctionnelle de la cellule hépatique, l'élimination du bleu procède par à-coups, offrant le type intermittent ou polycyclique. Dans les maladies infectieuses et les divers états morbides, l'épreuve du bleu (élimination massive et rapide ou dissociée ; apparition tardive et prolongée) renseignera utilement sur la valeur physiologique des reins. Elle révélera des altérations, que l'absence d'albumine dans l'urine ne permet pas de soupçonner; il en résultera des indications capitales pour le pronostic et le traitement.

En Italie, Galleazzi et Grillo ont repris à leur point de départ, pour ainsi dire les recherches sur l'épreuve du bleu de méthylène, c'est-à-dire qu'ils ont d'abord contrôlé la méthode sur des sujets sains, et ils ont trouvé des résultats absolument conformes aux nôtres, puis ils ont montré que, dans les affections chirurgicales des reins, on peut avoir par ce procédé des renseignements très utiles, au point de vue du diagnostic, du pronostic et du traitement. Enfin, ils ont mis en relief des troubles passagers de perméabilité rénale survenant à la suite de la chloroformisation.

En Hollande, Van de Velde a repris la question, au point de vue particulier de la grossesse et de l'accouchement ; dans sa thèse et dans un rapport au congrès international de gynécologie, il montre les avantages que l'on peut retirer de l'emploi systématique de l'épreuve chez les femmes enceintes.

En Allemagne, F. Muller contrôle d'abord la méthode chez les sujets sains et constate dans les grandes lignes, tout au moins, des résultats comparables aux nôtres. Il étudie ensuite quelques cas de néphrites parenchymateuses et interstitielles, et confirme, d'une façon absolue, la notion de l'imperméabilité rénale au cours des néphrites interstitielles.

Czylharz et Donath publient un travail qui porte sur 35 cas d'étude de la perméabilité rénale au bleu et ils concluent ainsi : « Si nous résumons maintenant les résultats que nous avons obtenus dans nos recherches, nous voyons, tout d'abord, que nous avons pu confirmer d'une façon absolue ce fait principal, à savoir que l'élimination est retardée dans les cas où il existe une néphrite. Ce ralentissement de l'élimination peut se traduire, soit par un retard dans l'apparition du bleu dans les urines, soit par une prolongation de la durée de l'élimination, soit par l'association de ces deux ordres de phénomènes. »

En Russie, Pédenko, après avoir étudié la perméabilité rénale de 72 malades, arrive aux conclusions suivantes : « L'élimination du bleu dépend de l'état anatomique du rein, et dans les différentes formes de néphrites se manifeste, le plus souvent, d'après la règle suivante : plus les lésions de l'appareil excréteur rénal sont profondes et étendues, plus marqués sont les troubles de l'élimination du bleu (début, maximum et durée). En somme, l'étude de l'élimination du bleu peut rendre de grands services à la clinique ; son importance diagnostique principale consiste dans la possibilité de reconnaître, dans tous les cas, la néphrite interstitielle atrophique qui, fréquemment, dans une forme latente, peut passer inaperçue. La valeur pronostique se tire de la possibilité qu'on a de se faire une idée de la profondeur et de l'élection du processus pathologique rénal. »

Tel est, résumé dans ses grandes lignes, l'historique de la méthode du bleu : en trois ans, le procédé a pris une telle extension que nous pouvons apporter à l'heure actuelle les constatations faites par un très grand nombre de médecins. Il nous faut voir maintenant si, de l'ensemble de leurs constatations et de nos propres observations, on peut tirer des conclusions plus précises encore sur l'étude de la perméabilité rénale.

CHAPITRE II.

Technique du procédé. — Étude des différentes modalités de l'élimination urinaire du bleu de Méthylène injecté sous la peau.

Le mode d'exploration du rein par la méthode du bleu de méthylène est des plus simples. Mais, d'une part, pour avoir des résultats toujours comparables entre eux, il est absolument indispensable de suivre une technique toujours la même. D'autre part, il est nécessaire d'avoir bien présentes à l'esprit, les différentes modalités selon lesquelles peut se faire l'élimination du bleu par les urines et de connaître leur signification, afin que, lorsque se présentera en pratique ce mode d'élimination, on puisse immédiatement en connaître la valeur clinique.

Technique du procédé.

Dès nos premières communications, nous avons fixé, avec M. Achard, la technique de l'exploration du rein par le bleu de méthylène, et, depuis lors, les auteurs qui se sont occupés de la perméabilité rénale au bleu n'ont que peu ou pas modifié notre procédé : nous verrons, chemin faisant, en quoi consistent ces modifications et s'il est nécessaire de les adopter.

Trois points sont surtout nécessaires pour que l'épreuve du bleu donne des résultats utilisables; il faut être sûr que c'est bien du bleu de méthylène que l'on emploie — l'injecter sous la peau — surveiller avec attention l'élimination urinaire de la matière colorante et de ses chromogènes.

1° *Vérifier le bleu que l'on emploie.* — Il importe que le bleu injecté soit bien du bleu de méthylène et non l'un des nombreux autres bleus, dérivés également du goudron de houille. Plusieurs de ces matières colorantes et notamment le bleu lumière B L S et le bleu de triphénylmétane ont été expérimentés par nous, au point de vue de leur élimination rénale; nous avons constaté que, même chez les sujets normaux, ces bleus n'étaient pas éliminés, en nature, par les urines, après injection sous-cutanée de 1 c. c. d'une solution à 1/20. Quant aux divers échantillons de bleu de méthylène, ils donnent des résultats comparables, sous le rapport de l'élimination rénale : il n'est donc pas absolument nécessaire d'employer du bleu pur et celui du commerce convient parfaitement, mais il est indispensable de vérifier s'il s'agit bien du bleu de méthylène et non d'un bleu d'aniline quelconque. J'ai eu, à plusieurs reprises, l'occasion de constater la nécessité de cette différenciation; alors que je venais de commencer mon année d'internat dans le service de M. Talamon, n'ayant plus du bleu de méthylène qui m'avait servi jusqu'à ce moment pour la recherche de la perméabilité rénale, j'en demandai à la pharmacie et je fis une solution à 1/20 avec le bleu qu'on me donna. Faisant, le jour même, une injection de 1 c. c. à un malade atteint de néphrite interstitielle, je fus étonné de ne constater, à aucun moment, de substance colorante dans les urines, alors que je m'attendais à trouver une élimination retardée et très longuement prolongée. Je pensai alors à incriminer le bleu employé et, recherchant son spectre, — ce que j'aurais dû faire avant ma première injection — je pus m'assurer que les raies d'absorption étaient tout autres que celles du bleu de méthylène.

En raison de ce mécompte que j'avais eu personnellement, je ne fus pas étonné quand, il y a quelques mois, un médecin des hôpitaux de Paris qui cherchait à se faire une opinion sur la valeur clinique de la méthode du bleu, me dit : « Je ne « sais pas comment vous vous y prenez pour obtenir chez « vos malades des urines colorées en bleu après une injec- « tion de 0,05 seulement de substance colorante. Moi, je suis « obligé de leur injecter 4 ou 5 c. c. d'une solution à 1/20 « pour qu'ils urinent bleu, et encore pendant très peu de « temps. » Je donnai alors à mon interlocuteur du bleu de méthylène que je savais pur et, quelque temps après, il obtenait des résultats comparables aux nôtres. Il y a donc très grand intérêt, on le voit, à être sûr du bleu que l'on emploie. Nous avons reconnu, avec M. Achard, que le spectre fourni par les solutions de bleu de méthylène diffère notablement des spectres de plusieurs autres bleus d'aniline, solubles également dans l'eau. Le bleu de méthylène, en solution très diluée, donne une bande d'absorption très noire dans le rouge, entre les raies B et C de Fraunhofer; en outre, dans une solution un peu plus concentrée, il donne une autre bande bien moins foncée dans l'orangé, entre C et D. Les bleus solubles que nous avons essayés (bleu soluble B S, bleu lumière B L S, bleu Nicholson, bleu Coupier) ne donnent pas de spectres analogues. Le bleu soluble B S, dit bleu acide, sulfo-conjugué du bleu à l'alcool, donne une bande très large mais peu foncée dans le jaune et le vert entre D et F, facile à distinguer, par conséquent, du spectre du bleu de méthylène. Nous croyons donc qu'il y a, dans l'examen spectroscopique des solutions diluées, un moyen simple de s'assurer si le bleu, destiné à la recherche de la perméabilité rénale, est bien du bleu de méthylène.

Mais la simple recherche des raies d'absorption d'une solution bleue semble encore trop compliquée à certains médecins, qui objectent de plus que, dans tous les milieux médicaux, on n'est pas toujours en possession d'un spectroscope, et que, d'ailleurs, pour voir et pour repérer d'une façon précise les raies d'absorption, il faut avoir une certaine habitude du spectroscope.

Alors, cependant, même dans ces conditions, il reste encore un moyen de s'assurer si la solution est bien faite avec du bleu de méthylène. Il suffira d'injecter 1 c. c. de la solution à 1/20, à un homme exempt de toute tare rénale; si les urines sont colorées en bleu dès la première demi-heure et restent teintées pendant plus de 50 heures, on en conclura que c'est bien du bleu de méthylène que l'on a injecté et que la solution peut être employée pour étudier la perméabilité rénale. Nous ajoutons même, que c'est un procédé que nous conseillons, pour les cas où l'on aurait obtenu chez un malade, avec une solution de bleu, des résultats qui paraissent anormaux : il faut alors faire une injection du même bleu à un sujet sain et voir si l'élimination rénale se fait comme avec une bonne solution de bleu. Alors, on sera sûr que les résultats obtenus chez le malade sont dus uniquement au sujet lui-même et non pas à la nature du bleu employé.

2° *Mode d'introduction du bleu dans l'organisme.* — Il est absolument nécessaire d'employer la voie sous-cutanée. En effet, lorsque le bleu de méthylène est ingéré par la bouche, son apparition dans l'urine dépend non-seulement de l'état des fonctions éliminatrices du rein, mais encore des conditions très variables dans lesquelles se fait l'absorption digestive. La dilution que subit la matière colorante, lorsque l'estomac contient une certaine quantité de liquides, l'état languissant du pouvoir absorbant de la muqueuse digestive, sont des circonstances qui peuvent retarder le passage du bleu dans l'urine, sans que ce retard dénote une élimination défectueuse. C'est ce que nous avons constaté d'ailleurs, avec M. Achard, en faisant absorber du bleu comparativement par la voie hypodermique et par la voie stomacale, à des individus sains et à des malades présentant des troubles gastriques. Chez un sujet sain, l'apparition de la matière colorante dans l'urine, après ingestion d'une pilule de 0,05 de bleu de méthylène, a lieu seulement une demi-heure ou une heure plus tard qu'après injection sous-cutanée, et l'élimination se prolonge 5 à 10 heures en plus ; tels sont du moins les phénomènes que l'on peut observer, si le sujet prend sa pilule à jeûn ou au moment d'un petit déjeûner peu copieux. Mais si l'on fait ingérer le bleu, une heure après un déjeûner copieux, alors l'élimination urinaire peut être retardée de deux ou trois heures. Ce retard peut être encore plus considérable chez certains malades atteints de troubles gastriques, et nous avons vu dans un cas de cancer du pylore, l'élimination urinaire du bleu être retardée de cinq heures et la durée totale de son élimination être réduite à 45 heures, ce qui semble indiquer que le bleu était absorbé non seulement moins vite mais aussi en moindre quantité, car après injection sous-cutanée de la même dose, le bleu était uriné dans les délais normaux.

Deux objections, cependant, ont été faites à l'emploi des injections de bleu ; certains auteurs ont prétendu que l'on pouvait, par cette méthode, provoquer des accidents. Nous ne parlerons pas des phénomènes d'intoxication qui auraient été observés avec une dose aussi faible de bleu de méthylène ;

pour nous, il s'agit d'une malheureuse coïncidence, dans le cas cité par M. Rendu, qui observa des complications nerveuses graves terminées par la mort, chez un diabétique auquel on avait donné des pilules de bleu de méthylène, dans un but thérapeutique. Quant aux accidents locaux, ils sont nuls, à condition que l'on ait soin de faire une injection aseptique. Si, en injectant du bleu, on inocule en même temps sous la peau du streptocoque ou d'autres microbes, nul doute que l'on ait des accidents; ce n'est pas la méthode du bleu qu'il faut incriminer mais le médecin qui l'emploie. Une exception sera faite, cependant, pour les abcès consécutifs à une injection de bleu de méthylène faite au cours d'une affection aiguë. Ces abcès (dont nous ne connaissons d'ailleurs qu'un ou deux cas) ne sont pas dus au défaut d'asepsie, ce sont de véritables abcès de fixation semblables à ceux que Fochier provoque dans un but thérapeutique.

Nuls sont donc, en réalité, les accidents que peut causer l'injection de bleu de méthylène ; la douleur consécutive à la piqûre peut elle-même être réduite au minimum, si l'on a soin de faire l'injection en plein muscle ; on évite ainsi la formation des petits nodules d'induration, qui se produisent si l'on instille le liquide dans le tissu cellulaire sous-cutané.

La seconde objection qui a été faite à l'emploi des injections de bleu de méthylène consiste à dire que les différences obtenues, — tout au moins pour certains cas — dans l'élimination urinaire du bleu, proviennent non pas d'une différence de perméabilité rénale, mais d'une différence dans l'absorption sous-cutanée. Dès notre première communication sur la perméabilité rénale, nous nous étions, avec M. Achard, préoccupés de cette objection possible et nous faisions remarquer que si, chez un individu dont les reins sont malades et dont l'urine élimine tardivement le bleu, on injecte sous la peau de l'iodure de potassium, substance qui s'élimine par plusieurs émonctoires, on constate que le passage de l'iodure subit un retard parallèle à celui du bleu, tandis qu'en examinant la salive, on reconnaît que l'iode y apparaît aussi vite que chez un sujet normal. Depuis lors, nous avons expérimenté le chlorate de soude (1), qui s'élimine également par les urines et par la salive et qui présente l'avantage important de ne point provoquer de douleur ni d'irritation locale. Injecté à la dose de 20 centigrammes, ce sel a passé dans l'urine au bout de 10 minutes chez deux sujets éliminant normalement le bleu, et il s'est montré dans la salive, à peu près dans le même temps, au bout de 12 minutes chez l'un et de 10 minutes chez l'autre.

Au contraire, dans trois cas où le bleu passait dans l'urine avec un retard plus ou moins grand, le chlorate fut éliminé chez le premier malade après 12 minutes par la salive et 15 minutes par les urines ; chez le second, après 12 minutes par la salive et 22 minutes par les urines ; enfin chez le troisième, après 14 minutes par la salive et 32 minutes par l'urine : le retard de l'élimination rénale ne pouvait certes pas, dans ces cas, être attribuée à un défaut d'absorption, puisque l'élimination salivaire n'avait subi aucun retard.

Une autre preuve que le retard d'apparition du bleu dans l'urine n'était pas dû à un vice d'absorption, nous fut donnée par un cas que nous eûmes l'occasion d'observer avec notre collègue Imbert, dans le service du docteur Schwartz. Chez un malade atteint d'hydronéphrose ancienne

(1) Pour rechercher le chlorate dans l'urine et dans la salive, on y verse une solution de sulfate d'indigo et quelques gouttes d'acide sulfurique; en présence du bisulfite de soude, l'indigo se décolore s'il y a des chlorates.

et dont l'uretère du côté malade avait été cathétérisé, nous fîmes une injection de bleu de méthylène, et nous pûmes constater que, du côté malade, le bleu ne passa que peu ou pas dans l'urine, tandis que, du côté considéré comme sain, il apparut avec un léger retard (1 h. 1/2), ce qui fit admettre que le rein de ce côté présentait des lésions de néphrite atrophique lente. La différence de l'élimination d'un côté à l'autre prouvait bien que c'est l'état du rein et non l'absorption cutanée qui doit intervenir pour expliquer les retards constatés dans l'élimination. Ce cas fut, en plus, la première observation où la méthode du bleu fut associée au cathétérisme de l'uretère et l'on sait quels intéressants résultats a donnés, depuis lors, ce procédé entre les mains de Guyon, Albarran et Bernard.

Enfin, chez une série de malades atteints d'œdème très marqué des membres inférieurs, nous avons pu constater, à bien des reprises, que le bleu injecté en plein tissu œdématié était éliminé par l'urine dans les délais normaux, sans retard et sans prolongation, ce qui montre bien que les différences dans l'absorption sous-cutanée du bleu ne doivent pas entrer en ligne de compte dans l'interprétation des résultats obtenus par l'épreuve du bleu.

En somme, lorsque le bleu est injecté sous la peau, l'absorption est à la fois plus rapide et plus sûre; elle se fait dans des conditions à peu près identiques dans tous les cas, en sorte que, s'il existe une élimination urinaire spéciale du bleu, ce n'est pas un défaut d'absorption que l'on doit incriminer.

Nous nous sommes donc toujours servi, pour l'épreuve du bleu, d'une injection profonde, faite en plein muscle. La dose qu'il convient d'injecter chez l'adulte est de 5 centigrammes, c'est-à-dire 1 c. c. d'une solution à 1/20e. Cette solution doit toujours être parfaitement limpide, quoique d'une couleur très foncée; elle ne doit contenir aucun précipité et le bleu doit être complètement dissous sans aucune addition d'alcool.

3° *Examen des urines après l'injection du bleu.* — Aussitôt avant l'injection, le malade doit vider sa vessie; puis on le fait uriner chaque fois dans des verres séparés, à des intervalles réglés, autant que possible toutes les demi-heures d'abord, jusqu'au moment d'apparition du bleu en nature dans les urines. A partir de ce moment, on peut se contenter de recueillir les mictions de deux heures en deux heures, jusqu'à ce que toute coloration ait disparu.

Les urines émises devront être examinées le plus tôt possible après leur émission, en raison des fermentations qui peuvent modifier sensiblement la coloration de l'urine. Nous avons observé, en effet, avec M. Achard, et tous les auteurs ont admis depuis lors, comme nous, que, sous l'influence des micro-organismes, un dérivé incolore du bleu prend naissance dans l'urine. C'est ainsi qu'un liquide de culture coloré par le bleu et ensemencé se décolore lorsque la végétation se produit. Nous avons obtenu cette décoloration du bleu par divers microbes (staphylocoques, coli-bacilles, proteus, bacillus subtilis, torulas); c'est par le même procédé que s'explique la décoloration, fréquemment observée, des urines qui étaient bleues à l'émission. Mais le dérivé incolore ainsi formé est très instable : il suffit d'agiter le liquide en présence de l'air, pour qu'aussitôt il recouvre sa couleur bleue et ses raies spectrales.

Il sera donc absolument nécessaire, pour apprécier justement les degrés d'intensité de coloration, avant que se soient produits ces phénomènes de réduction, d'examiner les urines le plus tôt possible après l'émission, et de porter son attention sur tous les points suivants :

a) Moment d'apparition du bleu. — On note avec soin, dans la série des verres d'urine, l'heure exacte à laquelle le bleu apparaît pour la première fois. Dans certains cas où l'élimination est très lente et se fait par trés petites doses, dans d'autres où les urines sont très hautes en couleur, en raison de leur richesse en pigments, il sera nécessaire, pour préciser le début de l'élimination, d'agiter l'urine dans un tube à essai, avec du chloroforme ou avec de la nitrobenzine, qui entraînent les plus petites traces de bleu, permettant ainsi de déceler une très petite quantité de matière colorante.

b) Moment d'apparition du chromogène. — Lorsque le bleu n'est pas décelable en nature dans l'urine émise pendant les premières heures, il est absolument nécessaire de savoir s'il n'a pas été éliminé sous forme de chromogène. Pour faire cette recherche, le moyen le plus simple consiste à chauffer, dans un tube à essai, un peu de l'urine à examiner, additionnée de quelques gouttes d'acide acétique : si le chromogène existe, l'urine portée à l'ébullition prend une belle coloration verte.

c) La durée de l'élimination présente une très grande importance. Pour la bien préciser, il faudra rechercher avec soin, le moment exact de la disparition du bleu, ce qui sera facile par le procédé du chloroforme ou de la nitro-benzine. Quant à la disparition du chromogène, elle est habituellement antérieure à celle du bleu, et ne présente alors qu'un intérêt relatif; mais, dans les cas où le bleu est éliminé presque entièrement sous forme de chromogène, il faudra noter soigneusement le moment de sa disparition, en recherchant combien d'heures aprés l'injection cesse la réaction verte par la chaleur et l'acide acétique.

d) Courbe d'élimination du bleu. — L'examen successif des verres contenant les urines émises aux différentes heures, permettra d'établir le rythme de l'élimination, et l'on devra noter si l'élimination est continue, cyclique ou polycyclique, ou bien si elle est, au contraire, intermittente. Lorsque l'urine, trop colorée par les pigments biliaires, empêche de bien voir la teinte du bleu, il y a intérêt, comme le conseillent Chauffard et Cavasse, à déféquer l'urine avec le sous-acétate de plomb, qui ne précipite qu'un peu de bleu. On obtient ainsi des colorations bien comparables entre elles et l'on peut établir une échelle de teintes, qui permet de faire le graphique de la courbe d'élimination.

e) Dosage du bleu dans l'urine. — Il peut être intéressant, dans certains cas, de pouvoir doser la quantité de bleu passant soit en nature, soit sous la forme de chromogène. Plusieurs observateurs se sont efforcés de trouver un moyen pratique de dosage. Nous avions, dès nos premières recherches avec M. Achard, préconisé un procédé dérivé de celui de M. Le Goff, qui se sert d'une solution titrée de bleu de méthylène, pour doser le sucre : nous avions pensé, qu'en se servant d'une solution titrée de glucose, on pourrait arriver à doser le bleu, mais les résulats contradictoires que nous obtenions, même avec des solutions titrées de bleu, nous firent abandonner cette méthode, que nous cherchâmes à remplacer par des procédés colorimétriques. F. Muller conseille aussi de doser la quantité de bleu contenu dans les urines, par la colorimétrie, mais les manuels opératoires qu'il indique sont trop compliqués pour qu'on puisse les employer. Aussi, croyons-nons que, jusqu'à nouvel ordre, c'est la méthode de dosage préconisée par Achard et Clerc qui donnera les meilleurs résultats, et nous nous en servons dans tous les cas où le dosage paraît nécessaire ; aussi, nous semble-t-il utile de rapporter la description même des auteurs. L'urine du malade est recueillie 24 heures avant l'épreuve, puis, l'épreuve faite, les urines des premières 24 heures après l'injection sont totalisées. On prend alors deux bocaux aussi exactement semblables que possible ; on verse dans l'un une quantité déterminée de l'urine colorée, destinée au dosage, et dans l'autre la même quantité de l'urine non colorée recueillie avant l'épreuve, en ayant bien soin que chaque échantillon soumis au dosage ait été d'abord additionné d'acide acétique et porté à l'ébullition. On dilue alors ces deux urines, avec la même quantité d'eau (2 ou 3 litres en général), de manière à obtenir avec l'urine colorée une teinte assez claire, qui permettra une évaluation plus exacte. Puis, on ajoute à l'urine non colorée, goutte à goutte, avec une burette graduée, une solution titrée de matière colorante (à 1 p. 10,000 par exemple), jusqu'à ce que les deux teintes soient devenues pareilles dans les deux bocaux. On calcule alors la quantité de matière colorante, qu'il a fallu ajouter à la dilution d'urine incolore, pour obtenir l'égalité des teintes : elle répond précisément à celle que contient l'urine colorée de l'autre bocal. Il ne reste plus, qu'à rapporter cette quantité au volume de l'urine colorée émise par le malade. Soit par exemple $2^{l},130$, la quantité d'urine émise dans les 24 heures qui ont suivi l'injection ; soit, d'autre part, 25 c. c. d'urine bleue employée pour le dosage ; s'il a fallu ajouter $3^{c.c.}3$ d'une solution à 1 p. 10,000 de bleu à l'urine jaune contenue dans l'autre bocal, on en conclura que la quantité totale de bleu contenu dans l'urine des 24 heures est de

$$\frac{0 \text{ gr. } 00033 \times 2{,}130}{25} = 0{,}02811$$

Quant à la proportion relative de bleu et de chromogène éliminés, elle sera bien facilement évaluée, si l'on a fait auparavant le dosage du bleu dans l'urine non chauffée : la différence entre le second chiffre obtenu et le premier donnera le taux du chromogène.

Il peut être intéressant, dans certains cas, de suivre, au moyen des dosages successifs, toute la marche de l'élimination et d'établir des courbes indiquant le taux de la substance colorante qui a passé dans l'urine, aux diverses périodes de l'élimination. En pratique, d'ailleurs, il n'est nullement nécessaire de multiplier les dosages : il suffit d'en faire un au bout de 24 heures, et encore ce dosage ne sera nécessaire, pour interpréter l'élimination du bleu, que dans les rares cas où les autres signes d'imperméabilité rénale sont douteux.

Dans les recherches courantes, le dosage n'est pas nécessaire, et l'épreuve du bleu est des plus simples, à la condition que l'on obtienne du malade, qu'il recueille bien exactement ses urines aux heures indiquées. Le rôle du médecin est des moins compliqués, ce qui contribue à faire du procédé une méthode essentiellement clinique : si l'on a pris soin de faire, à l'avance, un tableau semblable à ceux que nous reproduisons, dans lesquels la ligne des abscisses correspond au temps écoulé depuis l'injection, la ligne des ordonnées au degré de coloration bleue de l'urine émise, il suffira d'examiner les différents verres, de noter sur le tableau le moment du début de l'élimination du chromogène dont l'élimination isolée sera indiquée par un pointillé (voir tableau III), puis de marquer le début, le degré d'intensité pour chaque émission et la terminaison de l'élimination du bleu, par des points rejoints par une ligne pleine. On aura ainsi la courbe d'élimination du bleu avec ses différentes variations (voir tableaux I, IV, V).

Pour établir une courbe semblable, il faut, au maximum, deux ou trois minutes, et quand le médecin est en possession de ce graphique, il possède les éléments nécessaires pour apprécier l'élimination rénale du bleu de méthylène.

Modalités différentes de l'élimination rénale du bleu chez les sujets normaux et pathologiques.

1° *Chez les sujets normaux* l'élimination du bleu après injection sous-cutanée semble bien connue et c'est un des points sur lesquels tous les auteurs sont entièrement d'accord. La plupart des auteurs qui ont employé la méthode du bleu, pour étudier la perméabilité rénale au cours des différentes maladies, ont commencé par chercher comment le bleu était éliminé par un sujet sain, et tous sont arrivés à ce résultat que « dans ces cas, l'élimination se fait dans les limites indiquées par MM. Achard et Castaigne. » Seul, Fr. Muller donne des chiffres un peu différents ; il prétend même que la courbe d'élimination du bleu, chez les sujets normaux, est toujours polycyclique, mais on ne saurait oublier que les expériences de cet auteur furent faites par absorption gastrique du bleu et non par injection sous-cutanée. En somme, tous ceux qui ont étudié l'élimination rénale du bleu, ont confirmé les résultats de nos premiers travaux : le bleu commence à apparaître au bout d'une demi-heure, puis la teinte bleue verdâtre devient de plus en plus apparente ; elle est très nette après une heure et atteint son maximum d'intensité vers la troisième ou la quatrième heure. Elle reste quelques heures à son apogée, et enfin décroît peu à peu, pour disparaître dans un délai qui varie de quarante à cinquante heures en moyenne : c'est le type de courbe d'élimination continue cyclique (tableau I).

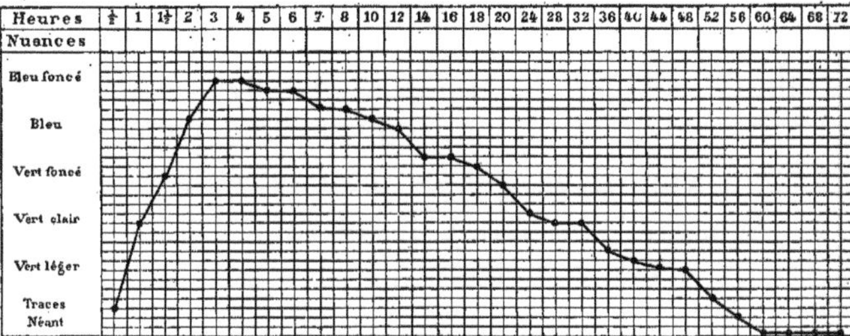

TABLEAU I.

Élimination continue cyclique.

2° *Elimination anormale du bleu de méthylène.* — Les variations dans l'élimination du bleu peuvent porter sur le début de l'élimination, son rythme, sa durée et sa quantité.

a) *Les variations du début* ont attiré les premières l'attention, et l'on note, assez fréquemment, des cas où l'apparition du bleu dans les urines, se fait attendre trois ou quatre heures et même beaucoup plus. Il est absolument nécessaire, dans les cas d'élimination retardée, de savoir s'il y a retard pour le bleu seulement et non pour son chromogène, ou bien si, au contraire, les deux substances sont retenues dans l'organisme. On peut donc avoir deux courbes tout à fait différentes au point de vue de l'interprétation, l'une (tableau II) dans laquelle le retard porte sur les deux substances, l'autre (tableau III) dans laquelle le seul chromogène passe dans les délais normaux, tandis que le bleu n'apparaît qu'au bout de plusieurs heures. C'est ce que nous avons appelé avec M. Achard, l'élimination dissociée.

A l'opposé du retard dans l'élimination, on peut, au contraire, dans certains cas, observer un début plus précoce : c'est un des caractères sur lesquels s'est basé M. Bard (de Lyon) pour affirmer la perméabilité exagérée dans les néphrites épithéliales.

b) *Les variations dans le rythme* ont été mises en relief surtout par Chauffard et Cavasse qui ont étudié les trois types principaux d'élimination : un type continu cyclique qui est représenté graphiquement par une ligne courbe régulièrement croissante jusqu'en son point culminant et de là régulièrement décroissante (tableau I). Dans un second type, l'élimination se fait par à coups, elle est continue encore, mais la courbe oscille entre des maxima et des minima : c'est l'élimination continue polycyclique (tableau IV). Dans un troisième type, le cycle se brise, se fragmente tout à fait :

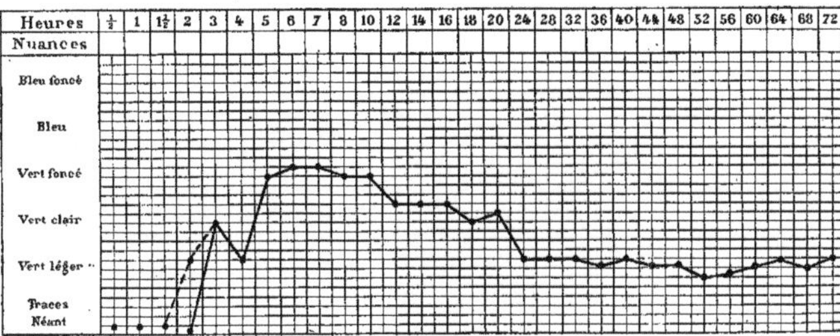

TABLEAU II.

Élimination retardée et prolongée.

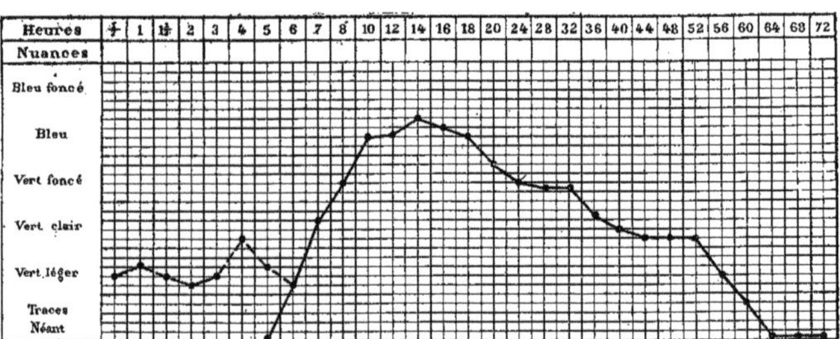

TABLEAU III.

Élimination dissociée.

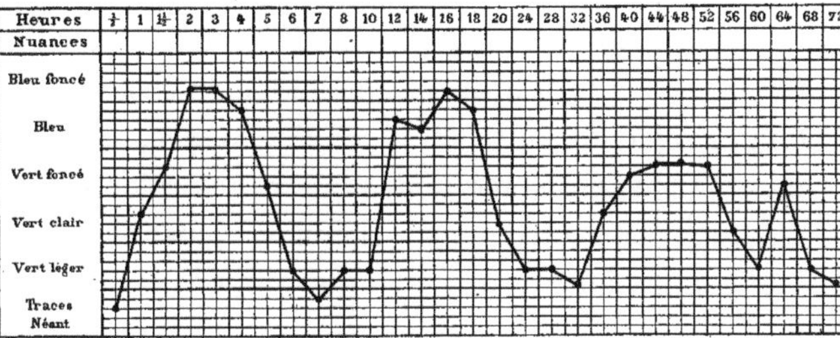

TABLEAU IV.

Élimination polycyclique.

c'est l'élimination discontinue polycyclique ou plus simplement intermittente (tableau V).

c) *Variation dans la durée de l'élimination du bleu.* — Chez certains malades, le bleu est éliminé pendant quelques heures à peine. En général, il existe chez eux un retard très marqué pour le bleu, qui ne commence à apparaître dans les urines qu'au bout de 15 ou 20 heures, puis qui n'est éliminé que pendant une dizaine d'heures en tout, ou même moins. Dans ces cas, il ne fant jamais négliger de rechercher le chromogène qui généralement apparaît avant le bleu et persiste, alors que les urines ne présentent plus aucune teinte même par le procédé du chloroforme (tableau VI).

Dans d'autres cas, la durée d'élimination au lieu d'être réduite est, au contraire, très longtemps prolongée, pendant quatre ou cinq jours et plus. Il est rare, d'ailleurs, qu'il n'existe pas, en même temps que cette prolongation de l'élimination, un retard dans le début ; de plus, dans tous les cas où l'élimination dure longtemps, l'intensité de la coloration de chaque miction est diminuée.

d) *L'étude de la variation de la quantité de bleu éliminé* doit porter seulement sur le taux de l'élimination pendant les 24 premières heures : il atteint à l'état normal de 25 à 30 milligrammes, si on l'apprécie par le procédé d'Achard et Clerc. Le taux de l'élimination totale est moins important, car il peut ne pas différer sensiblement du taux normal, alors cependant que le rein fonctionne mal et que l'élimination se fait plus lentement qu'à l'état de santé. La longueur de l'élimination supplée alors à la faible quantité de bleu contenu dans chaque miction. Mais, en s'en tenant au taux de l'élimination des 24 premières heures, on peut trouver des chiffres tout à fait différents : Achard et Clerc ont noté un cas dans lequel 36 mill. 87 avaient été éliminés en 24 heures ; nous

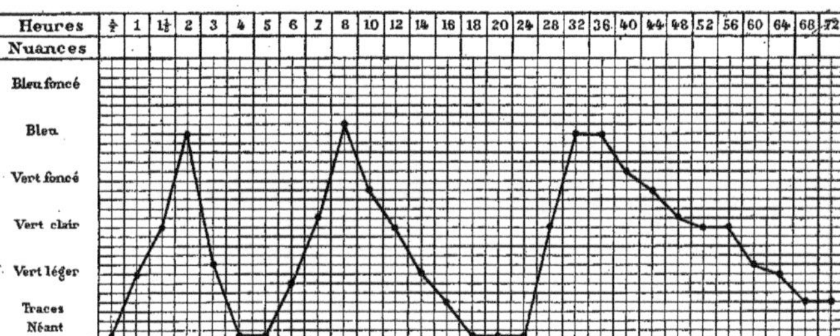

TABLEAU V.

Élimination intermittente.

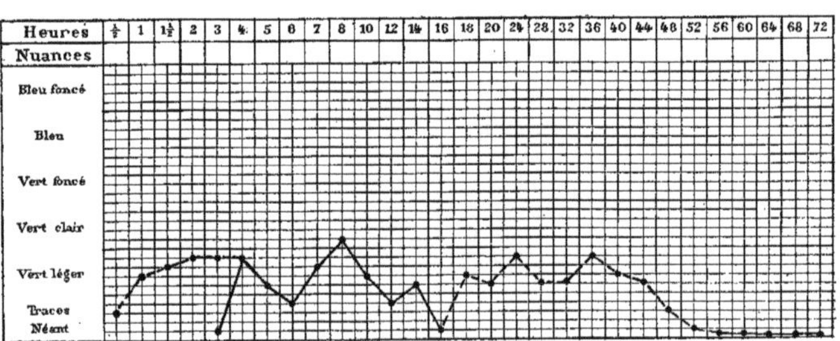

TABLEAU VI.

Élimination minime de bleu.

avons, nous-mêmes, observé cinq cas où le taux dépassait 35 milligrammes. Au contraire, dans de très nombreuses observations, le taux était au-dessous de 25 et bien souvent à 10 ou 15 milligrammes.

Le rapport entre la quantité de bleu et de chromogène éliminés dans les premières 24 heures, peut avoir aussi son importance. Il est des cas où la quantité de bleu total peut être inférieure à 20 milligrammes et où cependant le chromogène est en très petite quantité (13 milligrammes de bleu et 6 de chromogène). Il en est d'autres, au contraire, où le bleu éliminé en nature n'est que de 0 millig. 50 tandis que le chromogène est de 15 ou 20 milligrammes.

L'appréciation du rapport entre le chromogène et le bleu éliminés pourra avoir, dans certains cas, une grande importance, comme nous le verrons plus loin, et d'ailleurs pour apprécier grossièrement ce rapport il ne sera pas nécessaire de doser bleu et chromogène, il suffira, après avoir totalisé les urines des 24 heures et en avoir examiné l'intensité colorante dans un tube à essai, de porter à l'ébullition le contenu de ce tube, en présence d'un excès d'acide acétique, et l'on verra si la coloration reste la même, augmente faiblement ou beaucoup. On pourra apprécier ainsi les cas dans lesquels le bleu s'élimine presque exclusivement sous forme de bleu, ou au contraire en plus grande partie sous forme de chromogène.

Tels sont les différents modes d'élimination du bleu de méthylène; reste à savoir maintenant comment on peut les interpréter au point de vue de la perméabilité rénale.

Mais alors se pose une question préalable qui, si elle était résolue par la négative, rendrait inutile tout notre travail : est-on en droit de conclure du mode selon lequel s'est éliminé le bleu de méthylène, à la perméabilité rénale?

Deux séries d'objections ont été soulevées pour montrer que cette déduction était illogique.

D'une part, Muggia puis Widal rapportent des observations d'urémie, au cours desquels la perméabilité rénale au bleu de méthylène était normale ou sensiblement normale. Mais les observations du premier auteur se rapportent à des enfants chez lesquels la dose de bleu injectée était certainement trop forte, et d'ailleurs Muggia n'a étudié que le retard dans le début de l'élimination, ne tenant pas compte de la prolongation, qui existait dans ses cas et indiquait certainement une perméabilité rénale défectueuse. Quant à l'observation de Widal, elle concerne un homme, âgé de vingt-six ans, syphilitique depuis cinq ans et présentant, au point de vue clinique, tous les signes d'une néphrite parenchymateuse, que le traitement mercuriel et ioduré avait beaucoup amélioré. Un jour du mois de décembre, le malade sortit par le froid, fit quelques excès et tomba subitement en ville dans une attaque de coma. Il fut ramené le lendemain à l'hôpital, encore en état de torpeur avec de l'œdème des membres inférieurs, de la dyspnée sans râles et de la céphalée. L'épreuve du bleu fut faite chez ce malade, à trois reprises, elle indiqua chaque fois une perméabilité normale du rein, même alors que le malade était urémique.

Telle est l'observation de Widal que l'on pourrait invoquer contre la valeur séméiologique de l'épreuve du bleu. A notre avis, ce cas prouve seulement que l'urémie est un syndrome morbide extrêmement complexe, ce que nous montrerons d'ailleurs en détail à la fin de notre travail, quand nous étudierons les rapports qui existent entre l'imperméabilité rénale et l'urémie. Certains auteurs admettent que les symptômes de l'urémie peuvent exister en l'absence de toute imperméabilité rénale : pour eux, l'observation précédente ne semblera donc pas contradictoire, et ne devra pas être relevée comme une infériorité de l'épreuve du bleu. Nous ajouterons que, même ceux qui pensent qu'il n'y a jamais urémie sans troubles de la perméabilité rénale, peuvent s'expliquer qu'on ait trouvé, dans le cas particulier, une perméabilité normale au bleu, sans être, pour cela, en droit de déclarer que l'épreuve était en défaut. Nous montrons, en effet, dans le cours de notre travail, qu'il peut exister de l'imperméabilité rénale passagère, durant deux à trois jours seulement, à la suite d'un coup de froid, d'un excès alcoolique, etc. Or, le malade avait totalisé les deux causes; de plus, son rein était antérieurement lésé, constituant ainsi un point d'appel : autant de raisons pour qu'il ait pu se produire, chez lui, une insuffisance rénale transitoire sous l'influence de laquelle ont éclaté les symptômes de l'urémie. Il est possible que si l'épreuve du bleu avait été faite le jour où le malade fut pris de ses accidents, elle aurait indiqué un trouble des fonctions du rein, mais elle ne fut tentée que « le surlendemain du jour où le malade avait été frappé de coma urémique ». A ce moment, l'insuffisance transitoire avait disparu comme peut le faire soupçonner l'évolution clinique, puisque « les symptômes persistèrent pendant trois jours et disparurent sous l'influence du repos ».

Ainsi donc, l'observation de Widal peut être interprétée de plusieurs façons : ou bien, on peut dire avec Léon Bernard que l'urémie peut exister sans que la perméabilité rénale soit troublée; ou bien, on peut supposer d'après les faits cliniques rapportés plus loin, que, sous l'influence du froid, il y a eu chez ce malade une imperméabilité rénale transitoire qui, survenant chez un sujet atteint de néphrite, a causé les accidents urémiques. Dans ces deux hypothèses, la conclusion est favorable à l'épreuve du bleu, car on peut dire que si la perméabilité rénale a été trouvée normale, c'est qu'elle l'était en réalité. Nous verrons ultérieurement, en examinant nos observations, laquelle de ces deux conceptions, concorde le mieux avec les faits observés.

Reste une autre hypothèse, dont l'examen nous conduit à envisager la seconde grosse objection faite à l'épreuve du bleu, et qui consiste à dire que l'étude de l'élimination du bleu de méthylène ne nous apprend que le degré de perméabilité du rein pour cette substance, et non pas pour les autres substances contenues dans le sang, qui ont chacune un coefficient spécial de diffusibilité. C'est ainsi que l'on pourrait dire, dans le cas particulier de Widal, que la perméabilité pour le bleu était restée normale, alors qu'elle était diminuée pour les poisons contenus dans le sérum. C'est le Pr Lépine qui a, le premier, soutenu cette opinion en se basant sur des expérimentations multiples : il a cherché à modifier la perméabilité rénale des chiens en expériences, par section des nerfs du rein, par action toxique, ou bien encore en exerçant, à l'intérieur des tubes urinifères, une contre-pression au moyen d'eau salée stérilisée, introduite par l'uretère. Il a constaté, par l'examen complet des urines, que la proportion des différents éléments en est profondément modifiée quand le fonctionnement du rein est troublé et qu'il y a opposition entre l'urée et les sels éliminés, surtout entre l'urée et les chlorures. Il en conclut que « l'on peut dire, d'une manière générale, que chaque substance a son coefficient de passage, et que ce coefficient varie énormément, suivant les conditions dans lesquelles se trouve le rein. Il se peut donc qu'un rein très perméable au bleu de méthylène, le soit fort peu à certaines substances toxiques venues du dehors, ou provenant de l'organisme ».

La conception du Pr Lépine a été admise par certains

auteurs, notamment par Giovanni Nesti, Luigi Devoto qui, en raison des arguments invoqués par Lépine, refusent, à l'épreuve du bleu, toute valeur clinique. Ils dépassent ainsi, de beaucoup, les critiques du professeur de Lyon qui reconnaît bien une certaine valeur à l'étude de l'élimination du bleu de méthylène et des substances analogues, puisque, avec son élève Dreyfus, il a préconisé les injections de rosaniline trisulfonate de soude, pour la recherche expérimentale de la perméabilité rénale; il ne croit pas, que ces procédés donnent « la mesure exacte du défaut de perméabilité rénale pour tous les toxiques », mais il ne leur refuse pas une certaine valeur, tout au moins relative, capable de donner des indications précieuses. Au contraire, Nesti et Devoto, qui n'apportent pas de nouveaux arguments cliniques et expérimentaux et qui se basent seulement sur les faits observés par Lépine, en arrivent à déclarer que, « contre cette tendance nouvelle d'investigation des fonctions rénales, doit se former une réaction salutaire. »

Il y avait donc grand intérêt, en raison des exagérations données à l'opinion de Lépine, de se demander jusqu'à quel point ses objections ont de la valeur contre l'épreuve tentée avec le bleu ou les substances analogues. Dès nos premiers travaux sur l'élimination urinaire du bleu, M. Achard et moi, nous nous étions préoccupés de l'objection du savant professeur de Lyon, et voici ce que je disais à ce sujet dans une revue générale de la *Gazette des hôpitaux*, le 11 juin 1898 : « D'après Lépine et Dreyfus, l'épreuve du bleu ne renseignerait que sur la perméabilité des reins au bleu de méthylène seul. En effet, *a priori*, ce sont les seules conclusions que l'on ait le droit de tirer de l'épreuve. Mais *a posteriori*, après que l'on a étudié, chez un même sujet, l'élimination comparative du bleu et des autres substances de l'urine, après que l'on a constaté un rapport constant entre ces éliminations, il semble que l'on soit en droit de conclure de la perméabilité au bleu, à la perméabilité totale : or, ce rapport direct entre l'élimination du bleu et celle des autres substances a maintenant été constaté bien des fois. MM. Guyon et Albarran, étudiant par cathétérisme de l'uretère le passage du bleu et la composition de l'urine pour le côté sain et le côté malade, sont arrivés à ce résultat, que le rein imperméable au bleu laissait passer aussi moins d'urée, de phosphates et de chlorures ; par rapport à l'urine du côté indemne qui urinait normalement le bleu, l'urée était réduite à 1/3, les phosphates à 1/3 ou 1/4, les chlorures à 2/3.

De même, dans nos recherches avec M. Achard sur la perméabilité rénale comparée des asystoliques et des urémiques à marche lente, nous avons constaté, grâce à des examens chimiques faits avec le plus grand soin par M. Gourdet, interne en pharmacie du service, que chez les asystoliques, dont les urines sont très denses, très riches en urates, en urée et en phosphates, le bleu passe rapidement et en très grande quantité ; au contraire, que, dans les cas de néphrite atrophique, où les urines sont très peu denses et présentent une grande diminution des matériaux fixes de l'urine, le bleu passe très lentement et en moins grande quantité.

Dans les cas d'élimination intermittente du bleu, le rapport direct entre la quantité de bleu et des matériaux fixes contenus dans chaque miction est peut-être encore plus frappant ; MM. Bar, Menu et Mercier, dans un cas d'éclampsie puerpérale avec élimination intermittente du bleu, ont fait le dosage urinaire des peptones, de l'albumine, de l'azote, de l'urée, des phosphates ; chacune de ces substances présentaient, au point de vue de la quantité contenue dans les urines, des oscillations parallèles à la courbe d'élimination du bleu. Dans un des cas d'intermittence du bleu chez les hépatiques, dont nous avons, avec M. Chauffard, rapporté les observations à la Société médicale des hôpitaux, nous avons vérifié les teneurs relatives en urée et en chlorures des urines bleues et des urines non colorées ; une série nombreuse de dosages a donné des résultats toujours concordants : pour l'urée, la moyenne des chiffres obtenus a été de 8^{g},60 dans les urines jaunes, 13^{g},20 dans les bleues. L'élimination des chlorures était : 5^{g},80 pour les urines jaunes ; 8^{g},20 pour les bleues.

Enfin, l'élimination des toxines serait aussi parallèle à celle du bleu. Nous avons eu l'occasion de constater, dans plusieurs cas où l'élimination du bleu était très retardée, une hypotoxicité marquée des urines. Inversement, chez une malade de Charrin, Mavrojanis constate, malgré une albuminurie notable, une perméabilité normale au bleu de méthylène, or, disent ces auteurs, les résultats de l'épreuve du bleu étaient en accord, avec ceux obtenus en étudiant la toxicité de l'urine qui était à peu près normale.

En présence de ces nombreux faits, tous concordants, nous pensons que, malgré les observations très judicieuses de Lépine, on peut déduire du mode et du rythme d'élimination du bleu, le mode et le rythme de l'élimination des autres matériaux de l'urine et, par conséquent, la valeur physiologique du filtre rénal.

Depuis que nous écrivions ces lignes, nous avons constaté de nombreux faits analogues, qui nous ont fortifié dans cette idée que si, comme le pense avec raison le professeur Lépine, chaque substance a un coefficient spécial de passage à travers le rein, il n'en est pas moins vrai qu'un trouble de la perméabilité rénale gêne l'excrétion de toutes les substances, d'une façon proportionnelle à leur coefficient de passage, si bien que, par la simple étude de la perméabilité au bleu, on peut tirer des conclusions applicables à la perméabilité rénale en général.

Cette conclusion ressort non seulement de nos observations personnelles, mais encore des travaux de nombreux auteurs, en particulier de Albarran et Léon Bernard. Étudiant le fonctionnement des reins, dans les affections unilatérales de ces organes où l'étude de leurs fonctions peut être dissociée par le cathétérisme des uretères, ils ont cherché à résoudre cette question de la concordance ou de la discordance de l'élimination du bleu et de l'excrétion urinaire. Il résulte de l'ensemble de leurs observations, que » dans les cas où le fonctionnement du rein est profondément troublé, l'élimination du bleu se fait comme celle des matériaux de l'urine. »

Dans un travail plus récent, Léon Bernard a cherché à contrôler de plus près encore, l'opinion du professeur Lépine, en explorant les fonctions rénales d'un même sujet, dans un temps et dans des conditions aussi identiques que possible, par tous les procédés classiques : « nous déterminions, dit-il, pour chaque cas, la toxicité de l'urine et du sérum sanguin provenant de la saignée; nous faisions l'analyse chimique de l'urine et, le lendemain, nous faisions l'épreuve du bleu. » De cette série d'observations qui ont porté sur 21 malades, Léon Bernard croit pouvoir conclure que « chaque corps possède, en quelque sorte, un coefficient de passage à travers le rein, mais, dit-il, nous ajouterons que les troubles profonds de la fonction rénale retentissent sur tous les corps à des degrés inégaux : un rein peut être plus ou moins perméable à tel ou tel corps, cela est vrai, mais lorsqu'un rein est devenu notablement moins perméable que normalement, tous les corps sont soumis à cette imperméabilité, inégalement, c'est possible, mais ils le sont à quelque degré, cela nous semble certain. »

Il semble donc, en raison de tous les arguments probants que nous venons de rapporter, que l'on puisse logiquement conclure de la perméabilité du rein pour le bleu de méthylène à la perméabilité pour les autres substances et notamment pour les produits toxiques de l'économie. Mais ces conclusions n'auront de la valeur, que si l'on sait interpréter les différents modes d'élimination urinaire du bleu.

Dans le but d'arriver à une interprétation scientifique de tous les faits, nous allons étudier d'abord, ce que devient le bleu de méthylène injecté dans l'organisme et comment il est éliminé au niveau du rein normal ou altéré. Nous verrons ensuite, les résultats qu'a donnés l'épreuve du bleu dans les maladies les plus diverses et surtout dans celles qui ont retenti sur le rein : lorsque nous serons ainsi en possession des renseignements expérimentaux, anatomo-pathologiques et cliniques sur de nombreux cas où fut faite l'épreuve du bleu, nous croyons que nous pourrons tirer des conclusions précises et justifiées au sujet de sa valeur.

CHAPITRE III

Transformations chimiques que subit le bleu de méthylène dans le sang et au niveau du rein.

Lorsque nous avons, avec M. Achard, proposé l'épreuve du bleu pour apprécier la perméabilité rénale, nous basions nos conclusions sur ce fait maintes fois constaté, que les malades dont la perméabilité rénale est altérée, éliminent le bleu d'une façon plus lente et plus prolongée que les sujets sains. Mais, à l'heure actuelle, que les différences dans l'élimination du bleu de méthylène sont admises par tous les auteurs, il est nécessaire, pour que notre méthode ait une base vraiment scientifique, de savoir comment le bleu injecté se comporte dans l'organisme et au niveau des reins.

La question est complexe et les travaux publiés jusqu'à présent, à ce sujet, donnent des renseignements peu précis. Ils peuvent être divisés en deux groupes : les uns cherchent à élucider l'action des tissus sur le bleu, les autres étudient l'élimination du bleu au niveau des reins.

L'action des différents tissus sur le bleu de méthylène a été différemment interprétée par les auteurs. Kowawsky avait déjà montré que le bleu se réduit en substance incolore au sein de l'organisme, mais c'est Ehrlich surtout qui a étudié cette action réductrice, d'après laquelle il a divisé les organes en deux catégoriées : les uns dans lesquels l'oxydation est très active et où le bleu apparaît en nature, colorant fortement les tissus, ce sont : le rein, le pancréas, le pylore, le duodenum, le cerveau, les muscles et le corps thyroïde. D'autres organes, au contraire, sont très réducteurs et décolorent le bleu, ce sont : les poumons, le foie, les ganglions lymphatiques, les glandes salivaires et mammaires et la partie inférieure du tube digestif. L'action oxydante des organes qui se colorent en bleu n'existe que pendant la vie, ce qu'on peut très bien vérifier, en faisant une injection de bleu à un lapin dont on examinera les viscères en place, avant que l'animal soit mort : on verra alors le cœur et les reins fortement colorés en bleu. Mais quand, sous l'influence de l'ouverture de son thorax l'animal aura succombé, on constatera que les organes se décolorent rapidement.

Ces expériences ont été reprises par Horsley, qui a obtenu les mêmes résultats que Ehrlich mais en y ajoutant une constatation qui a son intérêt ; il a cherché à savoir ce qui se passait au niveau des muscles quand ils sont à l'état d'hyperactivité fonctionnelle ou bien d'activité diminuée. Pour produire l'hyperactivité, il excite électriquement pendant une demi-heure ou trois quarts d'heure le muscle fessier d'un chien auquel on a injecté du bleu et il compare ensuite la coloration avec celle des muscles voisins qui sont beaucoup moins colorés en bleu. A d'autres chiens, il provoque une atrophie musculaire en excisant le nerf sciatique : la plaie étant guérie, il injecte les animaux à différents intervalles après l'opération : 3 jours, 10 jours, 3 semaines, un mois. A mesure que le protoplasma des cellules musculaires s'atrophie, la coloration bleue apparaît de moins en moins intense ; elle est à peine marquée lorsque l'atrophie musculaire est complète : Horsley en conclut que l'oxydation est beaucoup moindre au niveau des tissus, quand ils sont dégénérés. Pour les reins d'ailleurs, il a constaté les mêmes phénomènes; quand ils sont atteints de dégénérescence graisseuse, l'oxydation est beaucoup moindre, la substance certicale n'est pas colorée en bleu, et c'est à peine si l'on voit une coloration légèrement verdâtre, au niveau des pyramides.

En somme, ces résultats de Ehrlich et de Horsley sont très intéressants, surtout si on les interprète à la lumière d'un autre fait constaté par d'autres expérimentateurs, à savoir que le sang réduit le bleu de méthylène sous la forme d'un leuco-dérivé. Il est alors facile de comprendre ce que devient le bleu injecté dans l'organisme : absorbé en nature, il est transformé dans les ang en un leuco-dérivé qui reproduit le bleu au niveau des organes fortement oxydants comme les muscles, les reins, etc., mais à condition que ces organes fonctionnent normalement. Que si, au contraire, ces organes sont lésés, si l'oxydation ne se fait plus activement, le leuco-dérivé n'est plus transformé en bleu. Nous verrons que nos propres constatations, nous on conduit à comprendre ainsi, les transformations du bleu dans l'organisme, mais ce qui avait manqué aux observations de Ehrlich et de Horsley pour arriver à la conception que nous admettrons, c'est d'étudier l'action du sang sur le bleu de méthylène.

Muller a cherché à combler cette lacune qu'il reproche aux travaux de Ehrlich et de Horsley : il déclare que le sang appartient aux organes réducteurs et que du sang frais réduit très activement, *in vitro*, une solution de bleu de méthylène. D'ailleurs, il admet, avec les autres auteurs allemands, que la substance colorante est reformée au niveau des organes oxydants et notamment au niveau des reins, par l'oxydation du leuco-dérivé qui est contenu dans le sang. Il croit également que « dans les états pathologiques du rein, l'oxydation du leuco-dérivé est diminuée, ce qui se traduit par une diminution de la coloration bleue de l'urine émise. » Mais Muller, n'a fait que signaler l'action produite *in vitro*, par le sang sur le bleu, sans chercher à savoir ce qui se passe dans l'organisme.

C'est également l'objection que l'on peut faire aux recherches de Le Goff sur la question : il a constaté que le sang normal et surtout diabétique neutralisait le bleu *in vitro*, mais il n'a pas cherché à savoir si le même processus se produisait dans l'organisme.

En revanche, Albarran et Léon Bernard ont cherché à savoir ce que devenait le bleu injecté dans l'organisme. Ils ont essayé de le trouver, dans des sérums provenant soit de sujets ayant reçu la dose habituelle de la solution de bleu et saignés, soit de chiens ayant reçu une forte dose (20 c. c.) de la solution de bleu et saignés par l'artère rénale ou par l'artère fémorale. Les sérums ainsi obtenus, ne présentaient aucune coloration, ni la réaction spectroscopique du bleu de méthylène, et par aucun procédé chimique on ne pouvait déceler la matière colorante. Mais, quoique la couleur du sang ne fut nullement modifiée, les auteurs se sont assurés que la présence du bleu dans le sang, évidente *a priori*, s'y confirmait aisément. Ils ont injecté dans le tissu cellulaire sous-cutané d'un chien, 1 c. c. d'une solution de bleu à 1/20. Une heure après, le bleu passait dans les urines ; ils faisaient ensuite au bout de quatre heures une saignée par l'artère fémorale, puis, du sérum obtenu par cette saignée, ils injectaient 40 c. c. dans le tissu cellulaire d'un autre chien, qui une heure après pissait du bleu. Ils en concluent que le sérum sanguin, quoique non coloré en bleu, contient un dérivé du bleu. Mais ils ne poussent pas plus loin leurs conclusions, et n'émettent même pas l'hypothèse que, du moment que le sang ne contient pas du bleu en nature et que l'urine en contient, c'est qu'il s'est fait des modifications au niveau de l'épithélium rénal et que, par conséquent, les formes différentes selon lesquelles le bleu est éliminé, donneront des indications sur les fonctions du rein. Au contraire, leur seule conclusion est que « la question du chromogène reste encore obscure; il est probable, ajoutent-ils, que les influences qui en commandent l'apparition, ne relèvent pas seulement de l'état du filtre rénal, mais de phénomènes plus complexes, d'ordre chimique, dont le siège et la nature nous sont totalement inconnus ».

L'étude de l'élimination du bleu au niveau du rein est également loin d'être précisée. Lépine semble penser que le bleu est éliminé en nature au niveau des glomérules et qu'il peut être résorbé en partie par l'épithélinm des tubes contournés; on sait, dit-il, depuis les derniers travaux des physiologistes et notamment de Sobieranski, que les cellules des tubes contournés ont comme fonction principale, la résorption de certaines substances non excrémentitielles qui ont pénétré dans la cavité tubulaire par la voie du glomérule. Or, le bleu n'est pas une substance excrémentitielle et ce qui rend plausible l'hypothèse de sa réduction partielle, c'est que l'on ne retrouve pas, dans l'urine des sujets sains, toute la quantité injectée.

Bard (de Lyon) pense que « il est vraisemblable que le bleu de méthylène, corps complexe, à élimination compliquée comme le montre l'existence de ses dérivés, suit la même voie que l'indigo, c'est-à-dire les canalicules. L'existence fréquente d'oscillations dans l'élimination du bleu, s'explique très bien avec l'intervention active, glandulaire, des tubuli; elle serait peu compréhensible avec une filtration pure et simple. »

Albarran et Bernard, quoique s'appuyant sur l'expérimentation, ne croient pas pouvoir tirer une conclusion formelle des faits qu'ils ont observés. Ils pensent que toutes les parties constituantes du rein jouent un rôle dans l'élimination du bleu de méthylène, sans qu'on puisse préciser ce rôle. Il paraît bien probable cependant, ajoutent-ils, que le bleu de méthylène arrive au rein à l'état de bleu; que l'épithélium cortical joue un rôle dans son élimination ; qu'il se forme ou qu'il existe du chromogène au sein du parenchyme rénal.

En somme, les opinions émises sur la zone d'élimination du bleu au niveau du rein, sont toutes contradictoires : un seul point semble indiscutable, d'après les auteurs qui ont étudié la question jusqu'à présent, à savoir que le bleu arrive en nature au niveau du rein. Cela nous semble bien étonnant, *a priori*, étant donné le rôle réducteur du sang, mais il y a tant de contradictions dans les différentes recherches qui ont été entreprises, qu'il était nécessaire de les reprendre entièrement, pour arriver à élucider les trois questions suivantes, qui nous semblent dominer la physiologie normale et pathologique de l'élimination rénale du bleu de méthylène.

— Que devient le bleu injecté dans le tissu cellulaire souscutané?

— Dans quels organes a lieu la transformation en bleu du dérivé incolore qui circule dans le sang ?

— Que devient ce dérivé incolore, au niveau des reins sains ou altérés?

1° *Que devient le bleu de méthylène injecté dans le tissu cellulaire sous-cutané?* — L'action réductrice qu'a le sang *in vitro* sur le bleu, se passe également dans l'organisme. La substance colorante est réduite dès son absorption et c'est sous forme de leuco-dérivé qu'il circule dans tout le système circulatoire, du moins s'il a été injecté à doses faibles. De ce fait, les preuves abondent : chez l'homme auquel on a fait une injection de 1 ou 2 c. c. d'une solution à 1/20, le sang retiré par ventouses ou par saignée, ne contient pas de bleu. On peut, il est vrai, objecter que la quantité de bleu est bien faible puisqu'il s'agit de 0 gr. 1 disséminé dans tout l'organisme. Mais, que l'on fasse, chez un chien de taille moyenne, une injection de 4, 5 ou 6 c. c. de la solution de bleu, et qu'on saigne ensuite l'animal, on constatera que le sérum n'est nullement coloré il est même impossible de déceler le bleu, en nature, dans le sang, par les procédés usuels.

Si le sang ne contient pas de bleu, en nature, il est certain, cependant, qu'il renferme une substance dérivée du bleu et capable de le régénérer. Il est facile de s'en rendre compte, car il suffit d'injecter quelques centimètres cubes de ce sérum qui ne contient pas de bleu, à un animal sain, pour voir que ce dernier émet par l'urine, une matière colorante bleue ou verte. Mais il est bien évident que ce bleu n'est pas le même que celui qui a été injecté, puisqu'il s'est d'abord transformé en dérivé incolore, pour redevenir ensuite bleu par une action oxydante de l'organisme. La matière colorante émise n'a pas les mêmes propriétés que le bleu de méthylène injecté sous la peau : nous avons remarqué, en effet, maintes fois, que le bleu de méthylène pur dont nous nous servons ne se dissout pas dans le chloroforme, tandis qu'au contraire, l'urine abandonne très facilement au chloroforme après agitation, la matière colorante bleue ou verte qu'elle tient en suspens.

En somme, il ressort de ces constatations un premier point très important à mettre en relief, et qu'il ne faut pas perdre de vue dans l'étude qui va suivre : le bleu circule dans l'organisme à l'état de dérivé incolore ; la nature chimique de ce dérivé est difficile à déterminer, mais il nous suffit de savoir, car c'est le point capital, qu'il est capable de se transformer, par action bio-chimique, en une nouvelle matière colorante bleue.

2° *Dans quels organes a lieu la transformation en bleu du dérivé incolore qui circule dans le sang?* — Nos expérimentations nous ont permis de vérifier les données essentielles du travail d'Erhlich. Si l'on injecte à un chien de moyenne taille, 10 c. c. de la solution de bleu à 1/20 et qu'on examine ensuite ses organes lorsque l'animal respire encore, on constate très facilement que certains viscères, notamment le cœur et les reins, sont fortement colorés en bleu, tandis que d'autres, le poumon et le foie, par exemple, restent incolores. Il semble donc que, sous l'influence d'une action bio-chimique de certains organes, la substance incolore contenue dans le sang, régénère du bleu. La preuve en est encore donnée simplement, en injectant dans l'artère rénale du sérum incolore provenant d'un animal qui a reçu une injection de bleu, on voit presque instantanément le rein correspondant se colorer en bleu. Qu'on injecte, au contraire, dans la veine porte du même animal, une quantité égale du même serum, ou bien encore 2 c. c. d'une solution de bleu à 1/500, le foie ne se colore pas.

La matière colorante se régénère donc au niveau de certains organes bien spécifiés, mais comme d'eux tous, le rein est à peu près le seul organe excréteur, il arrive que, au niveau du cœur, des muscles, du cerveau, etc., la substance bleue régénérée est de nouveau absorbée par les vaisseaux et remise en circulation, tandis qu'elle est éliminée au niveau du rein.

Rien ne prouve d'ailleurs que le leuco-dérivé contenu dans le sang, ne soit pas excrété en partie sans être régénéré, au niveau des autres glandes de l'organisme, avec la salive, la sueur, etc. Pour le foie, cela semble bien probable, car certains malades auxquels avait été pratiqué l'abouchement de la vésicule biliaire à la peau, éliminaient du bleu en nature ou sous forme de chromogène par leur fistule, après une injection de 2 c. c. de la solution à 1/20 que nous leur avions faite. Mais, à l'état normal, si la bile charrie ainsi du bleu, il doit être résorbé en grande partie dans l'intestin et passer de nouveau dans la circulation. De telle sorte, qu'en résumé, c'est par le rein surtout que se fait l'élimination du bleu injecté dans l'organisme.

3° *Que devient le leuco-dérivé au niveau du rein?* — Il ressort de nos constatations, que le bleu de méthylène arrive dans le rein sous la forme réduite, et que c'est le rein qui opère lui-même la transformation du leuco-dérivé en substance colorante.

La preuve que le sang artériel qui arrive aux reins ne contient pas de bleu en nature, est facile à faire : il suffit de saigner par l'artère rénale, un animal dont l'urine est fortement colorée en bleu, et l'on est tout étonné de voir le sérum incolore.

Il est non moins facile de montrer que c'est au niveau du rein que se fait l'oxydation du leuco-dérivé; il suffit d'injecter dans l'artère rénale d'un chien dont les reins ne sont pas altérés, 10 c. c. du sérum incolore d'un animal de même espèce, qui a reçu sous la peau 5 ou 10 c. c. d'une solution de bleu à 1/20, et l'on voit, aussitôt après l'injection du sérum dans l'artère, les urines se colorer en vert foncé.

Albarran et Léon Bernard, en étudiant histologiquement des reins d'animaux qui pissent bleu, ont vu que les *vasa recta* contenaient de la matière colorante : nous ne nions pas ce fait, mais nous pensons qu'on peut l'interpréter autrement que l'ont fait ces auteurs : nous pensons que le bleu qui colore certains vaisseaux droits est dû peut-être à la résorption active qui s'opère au niveau des *tubuli contorti*, ou à l'imbibition *post mortem*.

Si donc, le bleu est amené au rein, comme nous croyons l'avoir prouvé, sous forme de leuco-dérivé, reste à savoir maintenant, comment la substance incolore se transforme en bleu et par quelle partie du rein elle est éliminée.

Nous avons, pour résoudre cette question, cherché à répéter l'expérience d'Heidenhain en remplaçant le bleu d'indigo par le bleu de méthylène. Si une injection de 5 c. c. de la solution à 1/20 est faite à un chien après une abondante saignée qui permet d'abaisser fortement la tension artérielle, on constate, en faisant la néphrectomie une demi-heure ou une heure après, que la substance corticale a dans son ensemble un aspect verdâtre, mais en coupant le rein après congélation, on s'aperçoit que les glomérules vides de sang, ne sont nullement colorés en bleu, tandis que la plus grande partie des tubes contournés, présentent une coloration bleue uniforme.

Cette expérience, que nous avons répétée plusieurs fois, nous a toujours donné les mêmes résultats, analogues d'ailleurs à ceux qu'avaient constatés avant nous MM. Albarran et Léon Bernard. Mais, ces auteurs n'avaient pas cru pouvoir tirer de ces seules constatations, des conclusions fermes au sujet du mode d'élimination rénale du bleu de méthylène.

Pour notre part, étant donné ce que nous savons maintenant de la transformation du bleu en leuco-dérivé dans l'organisme, nous croyons que l'on peut interpréter de deux façons les expériences concordantes faites par Albarran et Bernard et par nous-mêmes. On peut supposer que, ou bien le bleu est sécrété au niveau des cellules épithéliales des tubes contournés, aux dépens du sang qui leur apporte les éléments de sa production sous forme de leuco-dérivé; ou bien, le sang laisse filtrer, au niveau des glomérules, le dérivé incolore qu'il contient, en même temps que l'eau et le chlorure de sodium, puis ce leuco-dérivé est ensuite transformé en bleu par une action oxydante des cellules épithéliales.

La première hypothèse nous avait tout d'abord séduit par sa simplicité, et quand nous avons entrepris toute une série d'expériences de contrôle, nous pensions arriver à la conclusion ferme que le bleu est éliminé par les *tubuli contorti*, tandis qu'en réalité l'examen impartial des faits nous a conduit à soupçonner la seconde hypothèse.

Nous avons tout d'abord pensé, que si le bleu est sécrété par les cellules épithéliales, on pourrait, en produisant des lésions destructives de ces cellules, s'opposer à l'élimination rénale de cette substance. Que si, au contraire, c'est le glomérule qui est chargé de l'excrétion, on pourrait diminuer l'élimination du bleu par des lésions rénales portant sur les glomérules.

Parmi toutes les substances toxiques pour le rein, nous avons choisi le sublime qui produit surtout des lésions des épithéliums et d'autre part les sels de plomb, qui, lorsqu'on les donne à petite dose, localisent leur action principalement sur les glomérules.

Lorsque nous pensions avoir produit des lésions suffisamment accentuées, nous injections à l'animal 1 c. c. d'une solution à 1/20 de bleu de méthylène, et nous recueillons soigneusement toutes les urines émises dans les 24 heures qui suivaient l'injection, pour doser la quantité de bleu et de chromogène éliminés. Puis, l'animal était sacrifié et l'on s'assurait de la nature et de l'étendue de ses lésions rénales. Nous avons pu étudier ainsi, les modifications dans l'élimination du bleu, lorsque les lésions portaient presque exclusivement sur les glomérules ou sur les *tubuli contorti.*

Chien A. — Jeune chien pesant 14k,200. On lui fait une injection de 1 c. c. de la solution de bleu à 1/20, sans avoir produit chez lui de lésions rénales : on le met ensuite dans une cage à double fond, qui permet de recueillir intégralement ses urines des 24 heures. La veille, on avait eu soin de recueillir de même toutes ses urines, si bien qu'en possession de ces deux échantillons, on peut doser la quantité de bleu par laméthode dont se servent Achard et Clerc, chez l'homme.

Ce dosage fut fait naturellement, après l'ébullition des deux échantillons en présence d'acide acétique qui présente une double utilité : clarifier les deux urines et transformer en bleu le chromogène de la seconde. Le dosage nous permît de constater que le chien avait éliminé en 24 heures 0g,029 de bleu et de chromogène réunis.

Le chien fut sacrifié le lendemain, et l'on pût constater que les reins étaient normaux.

Chien B. — Jeune chien pesant 12 kilos. On le soumet pendant trois jours à des injections de 5 c. c. d'une solution de sublimé à 1/1000. Le quatrième jour, les urines des 24 heures sont totalisées, parce qu'on a constaté que, la veille déjà, elles étaient diminuées de quantité et contenaient beaucoup d'albumine. Le cinquième jour, on fait une injection de 1 c. c. de la solution de bleu à 1/20 et on totalise encore les urines des 24 heures.

Le dosage du bleu montre qu'il y a eu une élimination de 0g,035de bleu et de chromogène réunis, donc beaucoup plus que chez un chien normal, et cependant l'autopsie pratiquée juste 24 heures après l'injection du bleu montra des lésions dégénératives profondes dans les cellules épithéliales des *tubuli contorti* dont le protoplasma se colore fortement en masse par tous les réactifs, sans qu'il soit possible d'y distinguer de noyaux en aucun point des préparations. Les systèmes glomérulaires, en revanche, étaient intacts.

Chien C. — Jeune chien de 18 kilos. On lui fait une seule injection de 20 c. c. d'une solution de sublimé à 1/1000 et aussitôt on le met en observation afin de recueillir ses urines des 24 heures. Le lendemain on fait l'épreuve du bleu et l'on sacrifie l'animal deux jours après qu'on a produit chez lui l'intoxication hydrargirique.

Les lésions épithéliales sont encore plus marquées. Les cellules des *tubuli contorti* prennent très mal les réactifs colorants, leur protoplosma est transformé en grosses granulations qui seules se colorent tandis que la substance intermédiaire reste très claire; on ne peut pas déceler de noyaux. Les systèmes glomérulaires sont intacts.

Dans ce cas, le dosage du bleu éliminé dans les 24 heures a donné 0,027, c'est-à-dire autant que chez un chien normal.

Chien D. — Jeune chien de 12 kilos. On lui fait comme chez le précédent une seule injection de 20 c. c. d'une solution de sublimé à 1/1000, mais on met l'animal en observation pendant plusieurs jours avant de lui faire l'épreuve du bleu. On voit les urines diminuer de jour en jour, l'animal est très abattu, présente des selles sanguinolentes, et quand, le cinquième jour, on lui fait l'injection de 1 c. c. de bleu à 1/20, on constate qu'il urine très peu d'urine et peu ou pas de bleu. A l'examen anatomo-pathologique, on constate que les épithéliums dégénérés sont desquamés, oblitérant les tubes, et que les glomérules sont volumineux, présentant à leur intérieur un tout petit bouquet glomérulaire, comme si le liquide filtrant par le bouquet artériel ne pouvait pas s'écouler, en raison de l'oblitération des tubes et restait dans les glomérules qui sont distendus, tandis que leur paquet vasculaire comprimé et aplati devient ainsi incapable de jouer son rôle habituel.

Chien E. — Vieux chien de 17 kilos. Au début de l'expérience, nourri exclusivement pendant deux mois avec du lait auquel on ajoute tous les jours 1 ou 2 c. c. d'extrait de saturne. Au bout de deux mois, l'animal s'est amaigri considérablement, ne pèse plus que 12 kilos, et ses urines contiennent un peu d'albumine.

Le 15 mai, on totalise toutes les urines des 24 heures, et le 16 mai on fait l'épreuve du bleu, on réunit les urines pendant un jour et on sacrifie l'animal. Il présente des lésions glomérulaires étendues à presque toute la substance corticale des deux reins, les glomérules sont épaissis, fibreux, présentant même de la symphise en certains points. Les artères sont également très épaissies et leur calibre est notablement diminué. Les cellules épithéliales des *tubuli contorti* sont presque intactes.

Le dosage du bleu des 24 heures donne $0^{g},015$ pour le bleu et le chromogène réunis, c'est-à-dire moins qu'à l'état normal.

Chien F. — Très vieux chien de 15 kilos. On le met pendant quatre mois au même régime que le précédent, on produit des lésions glomérulaires très marquées, avec absence presque complète de lésions épithéliales.

La dose de bleu et de chromogène éliminée en 24 heures est de 0,012.

Ces expériences, toutes concordantes, peuvent être ainsi résumées :

Chien normal	élimine $0^{g},029$ de bleu et de chromogène après une injection de 0,05 de bleu.
2 chiens ayant des lésions presque exclusivement épithéliales.	éliminant 0,035 et 0,027 de bleu et de chromogène.
2 chiens ayant des lésions presque exclusivement glomérulaires.	éliminant 0,015 et 0,012 de bleu et de chromogène.
1 chien ayant des lésions épithéliales et glomérulaires.	éliminant peu ou pas de bleu.

La seule conclusion que l'on peut tirer de ces expériences, c'est que l'activité des cellules épithéliales ne semble pas intervenir dans l'élimination du bleu, puisque, lorsque ces cellules sont nécrosées, le bleu est éliminé en plus grande quantité. Comme, d'autre part, les lésions glomérulaires entraînent une diminution dans la quantité de l'élimination du bleu, on peut supposer que c'est peut-être par le glomérule que passe le bleu. Mais, comme nous savons que le sang contient le bleu non pas en nature, mais à l'état de leuco-dérivé, il semble bien probable *a priori* que c'est sous forme de substance incolore que se fait l'élimination glomérulaire. Cette hypothèse concorde bien avec la constatation expérimentale que nous avons faite après Albarran et Bernard, à savoir que sur un rein d'animal qui pisse du bleu, les glomérules ne sont pas colorés.

Nous avons, d'autre part, cherché à savoir comment dialyse le leuco-dérivé contenu dans le sérum d'un chien auquel on a fait une injection de bleu. Nous savons que 20 c. c. de ce sérum injecté à un chien normal provoque la coloration bleue des urines ; si l'on soumet d'autre part 20 c. c. du même sérum à la dialyse, on constate que le liquide dialysé injecté à un autre chien, régénère également du bleu, et l'on peut ainsi montrer, que le leuco-dérivé contenu dans le sérum dialyse facilement et avec une grande activité : rien d'étonnant, par conséquent, à ce qu'il s'élimine par les glomérules. D'ailleurs, l'élimination glomérulaire est bien d'accord avec les faits cliniques qui montrent que c'est dans la néphrite interstitielle, qui porte ses lésions principalement sur les vaisseaux et les glomérules, que le bleu s'élimine avec le plus de difficulté.

Quant à la transformation du leuco-dérivé en bleu par l'action oxydante des épithéliums, elle nous semble démontrée par une expérience que nous avons pu répéter à plusieurs reprises : il suffit de prendre du sérum d'un chien qui a reçu sous la peau, 5 c. c. d'une solution à 1/20 et d'injecter ce sérum sous forte pression dans l'uretère d'un rein sain. L'uretère est ensuite lié et on laisse le tout en place pendant une heure environ ; alors, en enlevant la ligature urétérale, on constate que l'urine qui sort est colorée en bleu : c'est au niveau des epithéliums du rein que s'est faite dans ce cas la transformation, et nous croyons qu'il en est de même après une injection sous-cutanée de bleu de méthylène ; le leuco-dérivé formé dans le sang s'élimine en nature par les glomérules et est oxydé au moment de son passage dans les différents tubes.

Dans nos diverses expérimentations, nous avons pu encore constater une autre propriété des épithéliums rénaux, l'absorption, et nous avons noté que, dans les cas de lésions épithéliales, les deux fonctions d'oxydation et d'absorption ne disparaissent pas simultanément. Nous ne pouvons rappeler, à ce sujet, toutes les constatations que nous avons faites, ce qui nous entraînerait trop loin de notre sujet, et nous voulons rapporter exclusivement ce qui concerne l'élimination rénale du bleu de méthylène.

Nous avons pu constater après une injection de bleu de méthylène dans un uretère, que bientôt l'urine qui était éliminée par l'autre rein était colorée en bleu.

Nous avons noté que certains reins, dont les épithéliums étaient dégénérés, n'avaient pas cependant perdu leur action oxydante sur le leuco-dérivé du bleu contenu dans le sang, ce dont il est facile de s'assurer en injectant sous pression du sérum contenant du leuco-dérivé, et en voyant si au bout d'une heure le bleu a été régénéré.

Nous avons vu ainsi que, malgré des lésions très intenses et très étendues des épithéliums, l'oxydation avait lieu, ce qui concorde bien avec les recherches de Horsley, qui a montré que l'action oxydante était plus forte au niveau d'un muscle dégénéré (dans les premiers temps de la dégénérescence tout au moins). En revanche, l'absorption semble être une fonction de la vitalité des épithéliums et dans les dégénérescences épithéliales étendues (comme chez les chiens B et C), alors que les fonctions d'oxydation sont conservées, l'absorption se fait mal ou pas du tout, et une injection bleue faite dans un uretère ne produit pas l'élimination d'urines bleues par le rein du côté opposé.

De toutes les données expérimentales et cliniques que nous venons d'accumuler dans ce chapitre, il est surtout une notion qui se dégage et dont l'importance est capitale au point de vue de l'interprétation de l'épreuve du bleu, c'est que le bleu qu'élimine le rein après l'épreuve est formé tout entier au niveau du rein, par conséquent les variations dans l'élimination de la substance colorante dépendent exclusivement de l'organe qui la forme, c'est-à-dire du rein. Toutefois, on pourrait dire encore, comme on a une tendance assez générale à l'admettre, que l'élimination sous forme de chromogène dépend d'une réduction plus active du sang. Cette théorie est impossible à soutenir à l'heure actuelle, puisque nous avons montré que, normalement, le bleu était réduit par le sang sous forme de leuco-dérivé. Il est vrai qu'on peut soutenir que, dans certains cas, la réduction est encore plus active et que, pour cette raison, le rein devient incapable de produire l'oxydation. Nous croyons que cette hypothèse ne correspond pas à la réalité, ce qui est facile à démontrer de la façon suivante : sur une série de malades éliminant le bleu presque entièrement sous forme de chromogène, nous avons prélevé du sang par saignées ou par ventouses scarifiées. Nous nous faisions le raisonnement suivant : si le bleu est tellement réduit dans le sang de ces malades qu'un rein normal est incapable de régénérer la substance colorante, l'injection du sérum à un animal sain ne donnera pas lieu à des mictions colorées en bleu : or, dans tous les cas où le sérum injecté à des animaux était en quantité suffisante, leur urine fut bleue. Mais on pouvait nous objecter que le rein des animaux ne peut pas être comparé à celui de l'homme ; heureusement nous avons eu l'occasion de faire sur nous-même l'expérimentation suivante : Un de nos bons amis, très bien portant et n'ayant jamais eu de maladies graves, fait une chute qui lui occasionne un violent traumatisme de la région lombaire. Nous lui faisons le soir même une injection de bleu et nous constatons que les mictions des cinq premières heures ne contiennent que du chromogène. Nous lui prélevons alors par ventouses scarifiées une quantité de sang suffisante pour obtenir 15 à 20 c. c. de sérum et le lendemain nous nous injectons 15 c. c. du sérum au niveau de la paroi latérale de l'abdomen. Une heure après, nons éliminions du bleu en nature, alors que notre ami continuait à pisser exclusivement du chromogène. Le bleu n'était donc pas suffisamment réduit dans son sang, pour qu'un rein normal ne put pas l'oxyder, et de ces expériences découle pour nous cette conclusion formelle, que si le bleu est éliminé sous forme de chromogène c'est que l'épithélium du rein a perdu momentanément ses propriétés oxydantes normales. Ajoutons, d'ailleurs, que la clinique et l'expérimentation sont concordantes pour nous faire admettre que la perte du pouvoir oxydant des reins n'est pas lié à des lésions dégénératives de ces organes, mais à des troubles fonctionnels.

Si l'on admettait comme démontrées les différentes conclusions que nous venons de tirer de nos expérimentations, on pourrait arriver à la conception suivante, au sujet de l'élimination du bleu : *à l'état normal, le bleu injecté est transformé dans le sang en un leuco-dérivé qui traverse en nature les glomérules et régénère ensuite du bleu grâce à l'oxydation des cellules épithéliales. Dans son passage au travers du rein, le bleu ainsi régénéré est en partie résorbé par les cellules.*

Quand il existe des lésions glomérulaires, le leuco-dérivé filtre plus difficilement et le bleu s'élimine ainsi très lentement.

S'il y a des lésions exclusivement épithéliales, le leuco-dérivé est éliminé normalement par le glomérule, mais, le plus souvent, les cellules épithéliales ont conservé leur fonction d'oxydation et perdu leurs propriétés d'absorption : le bleu est alors éliminé très vite et en très grande quantité. Dans d'autres cas, au contraire, les cellules épithéliales ont perdu leurs propriétés oxydantes et conservé leur pouvoir absorbant : alors le leuco-dérivé s'élimine en nature ou sous forme du chromogène de l'urine, c'est-à-dire à l'état de produits moins oxydés ; l'étude des faits nous a d'ailleurs appris que, lorsque les épithéliums ont perdu leurs fonctions d'oxydation, il s'agit en général de troubles passagers sans dégénérescence cellulaire ; au contraire, la perte des fonctions d'absorption avec conservation du pouvoir oxydant, qui se traduit cliniquement par une élimination massive du bleu, correspond à des lésions très graves du rein.

Si ces conclusions sont exactes, nous sommes maintenant en possession des éléments nécessaires pour interpréter les différents modes d'élimination du bleu, tels que nous les avons décrits dans le chapitre précédent.

Les variations dans le temps de l'élimination doivent être interprétées de la façon suivante : si le bleu s'élimine lentement, ayant un début tardif et une élimination prolongée, on en conclura qu'il existe des lésions des glomérules et des artères. Si, au contraire, le bleu apparaît très rapidement et s'élimine très vite, on en conclut que les épithéliums sont profondément lésés, ayant perdu leur pouvoir absorbant normal et peut-être exagéré leurs propriétés oxydantes.

Les variations dans le rythme, lorsqu'elles engendrent l'élimination intermittente, montrent que, sous l'influence d'une action toxique ou nerveuse momentanée, le mécanisme physiologique de la sécrétion rénale est comme dissocié : les glomérules conservent leur activité propre et éliminent l'eau urinaire et le leuco-dérivé, alors que les épithéliums des tubuli entrent en état d'inertie fonctionnelle et perdent leurs propriétés d'oxydation en même temps qu'ils ne laissent plus passer qu'en proportions minimes leurs produits de sécrétion (urée, matières solubles, pigments biliaires). Cette explication que nous avions déjà adoptée, depuis longtemps, avec M. Chauffard, pour expliquer les intermittences de l'élimination du bleu chez les hépatiques, est très intéressante à rapprocher, dans le cas particulier, de cette notion bien connue en histologie pathologique, à savoir que les lésions rénales secondaires aux lésions du foie commencent et prédominent au niveau des épithéliums tubulaires.

Rapports entre le bleu et le chromogène éliminés. — Si le bleu est éliminé sous forme de trace et si le chromogène n'existe que peu ou pas, c'est qu'il y a des lésions très étendues de l'appareil glomérulaire et du rein tout entier.

Si le bleu est éliminé sous forme de chromogène et très peu sous forme de matière colorante : ou bien il y a un retard pour le bleu et le chromogène avec prolongation dans l'élimination, ce qui est l'indice d'une lésion glomérulaire accompagnée de troubles fonctionnels de l'épithélium des tubes urinifères ; ou bien le chromogène est éliminé dans les délais normalement assignés au bleu ; il s'agit alors de troubles fonctionnels exclusivement limités aux cellules épithéliales et ordinairement passagères et peu graves.

Dans d'autres cas, enfin, le rapport est inverse ; il y a beaucoup de bleu et peu de chromogène éliminé, en même temps qu'une élimination très rapide ; il s'agit en général de lésions graves des *tubuli contorti.*

Si, maintenant, nous cherchons à exprimer nos idées dans un ordre inverse et à voir quels seront les modes d'élimination du bleu pour une lésion donnée, nous voyons que, *dans une lésion exclusivement glomérulaire*, il y a retard égal dans l'apparition du bleu et du chromogène, prolongation de l'élimination, richesse en bleu bien moins considérable pour les premières 24 heures. Si les lésions sont considérables, la quantité de bleu et de chromogène éliminés peut être réduite à des quantités minimes. *Une altération exclusivement épithéliale* pourra donner lieu quelquefois à un passage exclusif du chromogène apparaissant au bout d'une demi-heure et disparaissant en 40 ou 50 heures. Il s'agit alors de troubles fonctionnels et passagers. Dans d'autres cas, au contraire, lorsqu'on a tous les signes d'une néphrite et que l'on constate une élimination massive du bleu, on est autorisé à admettre des lésions dégénératives très graves des épithéliums.

L'association d'une altération épithéliale et interstitielle se traduira, on le comprend, tantôt par un retard dissocié du bleu et du chromogène, avec élimination considérable de chromogène, tantôt par un retard pour le bleu seulement, qui est éliminé pendant très longtemps avec une intensité assez marquée cependant et sans qu'il y ait de chromogène dans l'urine.

Nous n'avons pas la prétention d'être arrivé à élucider complètement une question aussi complexe que la physiologie normale et pathologique de l'élimination du bleu par le rein. Nous pensons cependant avoir montré d'une façon indiscutable que le bleu arrive au rein sous forme de leuco-dérivé, et que la façon dont la matière colorante est régénérée et éliminée par les urines dépend exclusivement de l'état anatomique ou fonctionnel du rein. Pour le reste, il nous suffit d'avoir attiré l'attention sur toute une série de points qui seront confirmés ou infirmés ultérieurement, mais qui, en tout cas, serviront, croyons-nous, à faire la lumière, non seulement sur l'élimination du bleu, mais aussi sur la physiologie de la sécrétion rénale.

CHAPITRE IV

Etude critique des résultats obtenus par l'application de l'épreuve du bleu de méthylène à la recherche de la perméabilité rénale.

Maintenant que nous savons interpréter, à leur juste valeur, les divers modes de l'élimination urinaire du bleu de méthylène, nous pouvons envisager les différents résultats qui ont été obtenus par l'emploi des injections de bleu. Ces résultats peuvent être divisés d'ores et déjà en deux groupes bien distincts : les uns concernent directement la perméabilité rénale; les autres sont, pour ainsi dire, indirects. Différents observateurs, en effet, partant de ce principe que l'on connaît bien la façon dont s'élimine le bleu par les urines, chez les sujets normaux, ont introduit la substance colorante, non plus dans le tissu cellulaire sous-cutané, mais dans des cavités muqueuses ou séreuses, normales ou pathologiques, et ils ont tiré des conclusions concernant le pouvoir absorbant des membranes examinées, en comparant entre eux les modes d'élimination rénale du bleu, après injection sous la peau et après introduction dans les cavités séreuses ou muqueuses. Ce sont là des résultats, pour ainsi dire indirects, de l'épreuve du bleu.

Résultats indirects.

a) Absorption gastro-intestinale : Dès la première communication que nous fîmes avec M. Achard sur le diagnostic de la perméabilité rénale, nous faisions remarquer la différence de l'élimination rénale du bleu, selon que la matière colorante était introduite sous la peau ou par le tube digestif. Nous disions, à ce propos, que « cette étude comparative de l'élimination du bleu par l'urine après absorption sous-cutanée et après absorption digestive pouvait être appliquée à la séméiologie gastrique. »

Depuis lors, nous avons eu l'occasion d'appliquer, avec M. Achard, ces notions à l'étude critique de la glycosurie alimentaire. Nous en avons conclu que, si l'on veut que la réponse donnée par l'épreuve de la glycosurie alimentaire puisse être considérée comme valable, il est de toute nécessité que l'absorption gastro-intestinale se fasse dans des conditions normales. Dans les cas contraires, dès qu'on s'est rendu compte par les procédés cliniques (emploi des pilules de bleu de méthylène) que l'absorption est défectueuse, il ne faut pas tenir compte des résultats négatifs obtenus dans la recherche de la glycosurie alimentaire, car le sucre absorbé est loin d'être égal au sucre ingéré, et l'on ne peut, par conséquent, déterminer la limite d'assimilation, puisqu'on ne sait pas la quantité de sucre qui est apportée au foie. L'épreuve du bleu, pratiquée systématiquement par voie sous-cutanée, chez des malades dont on examinait les fonctions hépatiques, nous a montré également que l'imperméabilité du rein doit entrer en ligne de compte dans l'interprétation des résultats obtenus, lorsqu'on recherche l'existence de la glycosurie alimentaire.

Ces résultats ont été confirmés par Baylac et Péres (de Toulouse) et par Linossier, qui d'ailleurs nie toute valeur à la recherche de la glycosurie expérimentale.

L'étude comparée de l'élimination du bleu, après ingestion et après injection sous-cutanée, a pu donner lieu encore à une considération intéressante de la part de MM. Reynaud et Olmer. Chez des typhiques, ils ont trouvé, dans cinq cas, que le bleu ingéré passait plus tardivement (retard comparatif de 2 h. à 5 h. 1/2) que lorsqu'on avait injecté la substance colorante sous la peau, et qu'il était éliminé en quantité beaucoup moins considérable. Deux fois même, le bleu n'a pas paru dans l'urine. Ils en concluent que « durant l'infection typhoïdique on doit peu compter, au point de vue thérapeutique, sur l'efficacité de la voie digestive ; si l'on veut être sûr d'agir, c'est à la voie hypodermique que l'on devra donner la préférence ».

b) Les échanges nutritives qui se font entre la mère et le fœtus ont pu être étudiés, par les injections de bleu de méthylène, grâce à l'inocuité de cette substance. A. Sicard et R. Mercier ont étudié le passage au fœtus du bleu injecté à la mère. Les injections ont été faites de trois minutes à vingt-deux heures avant l'accouchement ; le temps minimum pour le passage du bleu dans les urines de l'enfant oscille entre 1 h. 20 et 1 h. 30. L'urine des nouveau-nés colorait le linge ou l'ouate durant deux ou trois jours en moyenne après l'accouchement ; la teinte s'accusait dès le début pour diminuer et s'éteindre progressivement. L'épreuve du bleu pourra donc donner des renseignements intéressants au point de vue de la perméabilité du placenta, car, comme le font remarquer Sicard et Mercier, le temps nécessaire au début de l'élimination (une heure et demie), relativement long si l'on songe au passage si rapide du chlorate de potasse, permettra peut-être, en laissant un délai suffisant, de contrôler des altérations placentaires pouvant entraîner, par insuffisance ou excès de perméabilité de l'organe, une élimination retardée ou au contraire plus hâtive du bleu de méthylène.

Les échanges qui se font du fœtus à la mère étaient plus

difficiles à étudier, en raison de la difficulté qu'il y avait à introduire une substance inoffensive dans le liquide amniotique ou dans le tissu cellulaire du fœtus. Avec P. Baron, alors interne de M. Champetier de Ribes, nous avons pu montrer que le bleu de méthylène injecté dans l'amnios ou dans un fœtus à terme, passe très rapidement dans les urines maternelles. Dans les injections fœtales notamment, le bleu semble passer par les reins de la mère aussi rapidement et avec une intensité peut-être plus grande, que si l'injection avait été faite dans son tissu cellulaire sous-cutané.

Nos constatations chez la femme ont d'ailleurs été confirmées par l'expérimentation, qui nous a permis de constater que les substances injectées au fœtus ou dans l'amnios passent rapidement dans l'organisme maternel, si le fœtus est vivant. Il est donc certain que si le fœtus sécrète des substances toxiques, elles passeront dans la circulation maternelle, et de cette notion découle la possibilité d'intoxication et peut-être d'éclampsie d'origine fœtale. Au contraire, lorsque le fœtus est mort, la substance injectée dans son tissu cellulaire ou dans l'amnios, ne passe pas à la mère, ce qui explique, d'une façon simple, à notre avis, pourquoi la mort du fœtus peut faire cesser différents accidents de la grossesse et notamment les crises éclamptiques.

c) La perméabilité de l'enveloppe arachnoïdo pie-mérienne a été étudiée par A. Sicard au moyen des injections de bleu de méthylène. Il a pu noter ainsi que cette enveloppe était, dans les conditions normales, imperméable de dehors en dedans. Chez tous les malades soumis à l'épreuve du bleu de méthylène, à la dose de $0^g,05$ ou de $0^g,10$ soit par ingestion, soit par la voie sous-cutanée, il n'a jamais pu déceler de bleu de méthylène en nature ou sous forme de chromogène dans le liquide céphalo-rachidien.

Au contraire, si, chez des chiens, on injecte dans le liquide céphalo-rachidien du bleu de méthylène en quantité suffisante (1 ou 2 c. c. d'une solution à 1/20), on constate que l'élimination du bleu se fait plus tardivement qu'après l'injection sous-cutanée, mais le retard est compensé par une prolongation. Il semble donc que la membrane arachnoïdo-pie-mérienne imperméable de dehors en dedans permet l'exode des substances injectées dans sa cavité.

d) L'étude du pouvoir absorbant de la plèvre est un des plus intéressants parmi les résultats indirects obtenus grâce à l'épreuve du bleu de méthylène. Nous avons montré que cette recherche est très complexe ; il faut, pour apprécier réellement le pouvoir absorbant de la plèvre, faire la série suivante d'épreuves : d'abord une injection sous-cutanée et une étude de l'élimination rénale, au point de vue du cycle et de la quantité ; étudier ensuite, de la même façon, l'élimination rénale après injection dans la plèvre d'une même quantité de la solution : la différence de l'élimination, dans les deux cas, permettra seule d'apprécier l'élément pleural.

Les résultats pratiques obtenus par l'étude ainsi comprise du pouvoir absorbant de la plèvre sont encore à l'étude (1). Il semble cependant que déjà on peut tirer de ces constatations des indications au point de vue du pronostic et de la thérapeutique : au point de vue du pronostic, il nous a semblé, jusqu'à présent, que parmi les pleurésies hémorragiques et purulentes, les plus graves étaient celles qui présentaient le pouvoir absorbant le plus élevé ; tandis que, au contraire, ce

(1) Pendant l'impression de notre thèse, MM. Rénon et Latron puis MM. Widal et Ravaut ont apporté à la Société Médicale des hôpitaux des observations qui confirment, dans leurs grandes lignes, les conclusions de notre travail sur le pouvoir absorbant de la plèvre.

sont les pleurésies séro-fibrineuses dans lesquelles le pouvoir absorbant est et reste le plus élevé, qui guérissent le plus rapidement et sans adhérences. Au point de vue thérapeutique, il semble bien, comme le disent Ramond et Tourlet, que la ponction évacuatrice devient absolument nécessaire quand l'injection de bleu n'est suivie d'aucune élimination urinaire de matière colorante ou de chromogène, ce qui prouve que la plèvre est imperméable.

e) L'étude de l'insuffisance hépatique par l'épreuve du bleu est un résultat indirect, tout au moins inattendu, et dont l'application à la clinique est dû à M. Chauffard. Des nombreuses observations qu'il a publiées, en collaboration avec Cavasse ou avec nous-même, il ressort que l'élimination intermittente du bleu peut être un symptôme révélateur de l'insuffisance hépatique. Dans la plupart des observations que nous rapportons, l'élimination intermittente du bleu s'accompagne soit des deux grands autres symptômes chimiques de l'insuffisance hépatique, la glycosurie alimentaire et l'urobilinurie, soit de l'un ou l'autre seulement de ces symptômes . L'insuffisance hépatique complète, au point de vue de la séméiologie chimique, serait donc caractérisée par le syndrome urinaire suivant : hypo-azoturie, urobilinurie, indicanurie, glycosurie alimentaire et élimination intermittente du bleu. Mais, dans dans des cas plus rares, ce syndrome se dissocie, et tel ou tel de ses éléments constitutifs peut faire défaut : trois fois, par exemple, nous avons vu l'élimination intermittente exister sans urobilinurie ni glycosurie alimentaire, et une fois, par contre, alors que la glycosurie alimentaire donnait des résultats positifs, la courbe du bleu était continue cyclique. Toutefois, malgré ce dernier cas, dans les faits que nous avons observés, l'intermittence dans l'élimination du bleu a été le symptôme le plus constant.

Un autre point paraît encore ressortir avec évidence des faits que nous avons étudiés avec M. Chauffard : les intermittences d'élimination sont d'autant plus précoces et nombreuses, pour un cas donné, que le fonctionnement de la cellule hépatique est plus gravement compromis. Il semble donc, en somme, que l'on soit en droit de dire, que l'intermittence dans l'élimination du bleu, suivant qu'elle est plus ou moins répétée et précoce, ne reste pas simple élément de diagnostic, mais devient en même temps un élément de pronostic. Il semble que le symptôme non seulement décèle la lésion cellulaire du foie, mais en donne comme la mesure.

Nous ne prétendons pas que l'intermittence dans l'élimination du bleu ne se rencontre que dans les cas d'insuffisance hépatique, et nous avons montré dans l'interprétation de l'élimination du bleu que certains troubles nerveux, certaines néphrites chroniques pouvaient aussi donner lieu à des intermittences. Mais ce que nous pensons, c'est qu'en présence d'un sujet qui présente des symptômes d'une maladie de foie, l'élimination intermittente du bleu permettra d'affirmer l'insuffisance hépatique, aussi bien et même beaucoup mieux, d'après les observations de M. Chauffard, que les autres signes urologiques.

Résultats directs de l'épreuve du bleu : étude de la perméabilité rénale.

Depuis que l'épreuve du bleu a été préconisée, on a cherché, par cette méthode, la perméablilité rénale dans un très grand nombre d'affections, et pour étudier avec fruit les résultats obtenus, nous sommes obligés de les grouper d'après un ordre qui n'a rien de scientifique, mais que nous adoptons pour la commodité de la description ; nous envisagerons donc successivement les résultats obtenus dans les affections obstétricales, chirurgicales, puis médicales, nous réservant d'insister beaucoup plus sur le dernier groupe.

Les accoucheurs ont demandé à l'épreuve du bleu de méthylène de les renseigner sur la perméabilité des reins pendant la grossesse et au cours de l'éclampsie.

Les résultats obtenus par Bar, Menu et Mercier dans six cas de grossesse, ont montré que, dans deux cas où il n'y avait pas d'albuminurie, la perméabilité rénale était normale. Trois autres fois, il y avait de l'albuminurie ; cependant le bleu fut éliminé comme chez les sujets sains, et d'ailleurs l'évolution de la grossesse n'amena aucun accident. Dans la sixième observation, au contraire, l'élimination du bleu se fit faiblement, les urines furent à peine teintées de la 41ᵉ à la 48ᵉ heure; le passage n'atteignit son maximum qu'aux environs de la 65ᵉ heure. Peu à peu, les urines furent de moins en moins bleues, mais elles contenaient encore de la matière colorante à la 110ᵉ heure, quand la malade mourut. Son autopsie montra qu'il existait de la néphrite interstitielle ancienne, diffuse, de la sclérose glomérulaire, compliquée de dégénérescence épithéliale récente. En somme, dans le seul cas de Bar, où la perméabilité rénale était très diminuée, l'évolution de la grossesse se compliqua d'accidents graves qui entraînèrent la mort. Il ressort donc des travaux de Bar, Menu et Mercier, ainsi d'ailleurs que de ceux de Goin et Van de Velde, que l'étude de la perméabilité rénale donne, au point de vue des précautions à prendre pendant la grossesse, des renseignements bien plus importants que la constatation de l'albuminurie. Une femme enceinte dont la perméabilité rénale est normale, pourra rester au régime ordinaire quoique son urine contienne de l'albumine; au contraire, il faut absolument la mettre au repos et au lait, si l'on constate les moindres troubles de la perméabilité rénale.

L'étude de l'élimination du bleu au cours de l'éclampsie puerpérale a été faite dans de nombreux cas, rapportés dans les communications de Potocki, Bar, Menu et Mercier, les thèses de Guénard, de Goin et de Van de Velde. De tous leurs travaux, il ressort cette impression que l'éclampsie peut coïncider avec une perméabilité rénale normale; que dans d'autres cas, au contraire, les reins sont imperméables et que, le plus souvent, l'élimination du bleu est intermittente. Doit-on conclure que les résultats sont pour cela contradictoires? Nous ne le pensons pas, mais ce que nous croyons en réalité, d'après 12 cas personnels d'éclampsie que nous avons eu l'occasion d'étudier, c'est que l'apparition des crises d'éclampsie peut avoir lieu chez des femmes dont le rein est très perméable; l'insuffisance rénale n'est pas le *primum movens* des accès éclamptiques, mais, sous l'influence de l'intoxication qui produit les crises, le rein se lèse le plus souvent secondairement, ce qui fait que, comme nous avons pu le faire dans deux de nos cas, si l'on examine deux fois la perméabilité rénale au cours de l'éclampsie, on peut la trouver une première fois normale et la seconde fois plus ou moins altérée, selon l'étendue des lésions rénales.

Cette conception qui découle de l'étude de la perméabilité rénale par l'épreuve du bleu est bien conforme aux résultats que donne l'étude de l'excrétion urinaire chez les éclamptiques, d'après laquelle M. Bard peut conclure que « il semble peu logique d'admettre que la réduction ou la suspension de l'activité rénale jouent un rôle dans la production des accès, puisqu'il est des cas : 1° où ils ne se produisent qu'après le premier accès; 2° où les accidents convulsifs éclatent alors qu'il y a de la polyurie. Il est plus vraisemblable que les lésions rénales et les troubles de l'excrétion urinaire sont le résultat de la pénétration, dans l'organisme, du poison qui agit d'autre part sur les centres nerveux. Il y a là deux ordres de phénomènes qui évoluent parallèlement, mais qui ne s'accompagnent pas nécessairement. »

En somme, pendant longtemps l'éclampsie puerpérale a eté considérée comme une modalité convulsive de l'urémie; aujourd'hui, on semble revenir de cette opinion et c'est l'étude de la perméabilité rénale qui a remis ainsi les choses au point et a montré que le trouble fonctionnel des reins n'est que secondaire dans l'urémie et que, dans cette maladie, la conservation d'une perméabilité normale ne préserve pas des accidents mortels.

Les chirurgiens ont non seulement tiré profit de l'épreuve du bleu pour le diagnostic et la précision des indications opératoires, ils ont de plus, grâce à la combinaison du cathétérisme de l'uretère et de l'injection du bleu, pu montrer la précision de la méthode et mettre en relief certaines particularités de l'élimination urinaire du bleu, qui sans cela auraient passé inaperçues. C'est aux recherches de Guyon et Albarran, puis d'Albarran et Bernard, que nous sommes redevables de cette constatation de tout premier ordre, au point de vue de la valeur de l'épreuve, que, « dans les cas où le fonctionnement du rein est profondément troublé, l'élimination du bleu se fait comme celle des matériaux de l'urine ».

Cette association des deux méthodes permet d'arriver à une grande précision dans l'étude de la perméabilité rénale et entre les mains d'Albarran et de Léon Bernard elle a donné des résultats fort intéressants.

Dans les rétentions rénales aseptiques, si la poche est peu volumineuse, la perméabilité rénale est normale; quand au contraire la poche contient beaucoup de liquide, l'épreuve du bleu montre un retard dans l'apparition de la matière colorante, une moindre intensité et une moindre durée de l'élimination, par rapport au côté sain.

Dans les rétentions rénales septiques le bleu est apparu plus tardivement du côté malade, son élimination a toujours été moins intense et de moins longue durée. De plus, point très important, il paraît y avoir proportionnalité entre la durée et l'intensité de l'élimination d'une part et le degré de destruction du rein, d'autre part : plus le rein est détruit, moins il passe de bleu et plus court est son passage.

Dans la tuberculose rénale l'imperméabilité du rein malade est considérable, et il est intéressant de noter les différences qui séparent les pyonéphroses tuberculeuses d'avec celles qui ne le sont pas. A égalité de volume de la poche purulente, l'imperméabilité rénale est beaucoup plus marquée dans les cas de tuberculose. Mais on ne doit pas voir en cela une contradiction imputable à l'épreuve du bleu, l'examen histologique a montré, en effet, que, dans les lésions infectieuses non tuberculeuses, les épithéliums sont frappés d'une manière moins profonde, et que surtout il existe toujours des zônes, si minimes qu'elles soient, qui ont résisté aux lésions, tandis que, dans la pyélo-néphrite tuberculeuse, la destruction du rein est totale et complète : la valeur fonctionnelle des poches tuberculeuses est donc, histologiquement, bien moindre que celle des poches non tuberculeuses, et c'est justement ce qu'avait mis en relief l'épreuve du bleu.

Ces résultats obtenus par Albarran et Léon Bernard, en associant le cathétérisme de l'uretère et l'épreuve du bleu, sont pour nous du plus haut intérêt, car ils nous ont fourni certains éléments de certitude pour l'interprétation de l'épreuve du bleu ! Mais les chirurgiens ne s'occupent pas à l'heure actuelle des résultats théoriques obtenus ainsi ; pour eux, la question se pose tout autrement et ils se demandent si, en raison du danger que pourrait présenter dans certains cas le cathétérisme des uretères, on n'est pas autorisé à s'en passer et à se servir seulement de l'épreuve du bleu. M. Albarran croit que dans les affections chirurgicales du rein, l'étude de l'élimination du bleu, si elle n'est pas associée au cathétérisme de l'uretère, ne peut donner aucun renseignement précis. Galeazzi et Grillo, Gibert (de Montpellier) sont beaucoup moins affirmatifs et se contentent de dire que l'association de l'épreuve du bleu et du cathétérisme de l'uretère constituera un excellent procédé, mais ils pensent que la seule étude de l'élimination du bleu peut suffire à étayer un diagnostic.

M. Tuffier, qui a précisé dans le traité de chirurgie les services que peut rendre l'épreuve du bleu, pense que l'on doit se passer, sauf dans des cas très exceptionnels, du cathétérisme de l'uretère, et que, par l'emploi de la seule épreuve du bleu, on pourra savoir si le rein considéré comme sain a une perméabilité normale, et si l'on peut faire l'ablation de l'autre rein.

C'est surtout M. Bazy, qui a montré la grande utilité que peut avoir, en chirurgie, l'emploi des injections de bleu sans cathétérisme préalable de l'uretère. C'est lui qui, comme nous l'avons dit, a fait le premier grand travail d'ensemble sur les applications de l'épreuve du bleu à la chirurgie rénale : il a montré que les chirurgiens « avaient dans le bleu de méthylène un moyen de reconnaître l'état du rein du côté opposé à la lésion et de poser ainsi, en connaissance de cause, une indication opératoire. »

Nous n'avons, quant à nous, aucune compétence pour intervenir dans une question d'ordre aussi essentiellement chirurgical que l'inocuité ou la gravité du cathétérisme de l'uretère, mais nous ne pouvons qu'être frappé par les réflexions qui terminent le travail de M. Bazy : chaque fois, dit-il, que l'épreuve du bleu m'a indiqué que le rein opposé était sain, je suis intervenu et je n'ai eu qu'à me louer de mon intervention. Quand je ne suis pas intervenu, parce que l'épreuve du bleu était défavorable, l'autopsie m'a montré peu de temps après que j'avais agi sagement en m'abstenant.

Il semble donc, en somme, que l'épreuve du bleu qui, associée au cathétérisme de l'uretère constitue une méthode d'une précision presque mathématique, peut encore, si l'on trouve le cathétérisme dangereux, donner à elle seule des renseignements qui peuvent guider le diagnostic et faire poser, en connaissance de cause, une indication opératoire.

Les affections d'ordre médical dans lesquelles nous avons étudié la perméabilité rénale sont multiples, et c'est le résultat de plusieurs centaines d'observations que nous apportons ici. Une nouvelle division s'impose donc, qui groupe nos résultats dans un ordre rationnel et qui permette d'établir des comparaisons entre les différents modes d'élimination rénale.

Nous envisagerons tout d'abord la perméabilité rénale au cours des néphrites chroniques (interstitielles puis épithéliales) ensuite au cours des néphrites aiguës. Nous verrons ce que devient la perméabilité des reins, chez les cardiaques aux différentes phases de leur affection, selon que la lésion est ou non compensée. Enfin nous envisagerons l'état fonctionnel du rein dans toute une série d'infections, d'intoxications, de maladies nerveuses, etc., ce qui nous permettra d'établir un type particulier de l'imperméabilité rénale, qui correspond aux troubles fonctionnels du rein.

I. — Perméabilité rénale dans les Néphrites.

1° *L'étude de la perméabilité du rein dans la néphrite interstitielle* a donné des résultats identiques à tous les observateurs qui ont utilisé l'épreuve du bleu : ce qui frappe tout d'abord, disions-nous dès nos premières communications, c'est le retard dans l'apparition du bleu qui peut ne se montrer qu'à la deuxième, troisième heure ou même beaucoup plus tard. Il arrive parfois que le chromogène apparaisse dans l'urine avant le bleu, mais dans tous les cas il y a retard pour le chromogène, moins accentué quelquefois que pour le bleu, mais toujours très marqué.

En plus du retard, on constate que la matière colorante ne traverse pas les reins en grande quantité à la fois, de sorte que l'on ne voit pas nettement le maximum de l'élimination. Quant à la durée de l'élimination, elle est plus souvent prolongée pendant 5, 6 jours et plus.

Cette description que nous donnions du mode d'élimination du bleu dans la néphrite interstitielle, a été confirmée par tous les observateurs qui ont étudié la question, si bien qu'il nous est matériellement impossible de rapporter ici toutes ces opinions concordantes. Qu'il nous suffise d'en citer quelques-unes qui reflètent l'opinion unanime.

C'est ainsi que Bard et Bonnet disent : la perméabilité est toujours diminuée dans la néphrite interstitielle, et cette imperméabilité se traduit pour le bleu, par un retard dans l'apparition première et dans celle du maximum, par la prolongation de l'élimination, enfin, par l'irrégularité de celle-ci.

Bourg, dont la thèse fut faite dans les services de MM. Letulle et Brissaud, conclut que la néphrite interstitielle semble nettement caractérisée par un retard et une prolongation de l'élimination du bleu.

Léon Bernard insiste également sur l'imperméabilité des néphrites interstitielles et donne comme type de l'élimination du bleu, dans ces cas, l'observation suivante : début ignoré, ne dépassant pas la 5e heure. Durée 5 jours. Marche : continue cyclique, maximum au 2e jour. Forme : bleu.

Gibert (de Montpellier) a constaté également le retard et la prolongation de l'élimination du bleu dans les néphrites interstitielles, et il conclut en disant que « la méthode du bleu rend les plus grands services en ce qui concerne les néphrites interstitielles, c'est-à-dire dans les circonstances où le diagnostic clinique est le plus difficile. Ne serait-ce qu'à ce titre, elle mériterait d'occuper une place de premier ordre parmi les signes révélateurs des scléroses rénales. »

Reynaud et Olmer (de Marseille) disent que dans 14 observations de néphrites interstitielles (dont quatre avec autopsie), ils ont observé des résultats analogues à ceux d'Achard et Castaigne. c'est-à-dire retard dans l'apparition du bleu (de 2 à 5 heures) et durée prolongée pendant cinq à six jours en moyenne.

Czylharz et Donath déclarent qu'ils ont pu par leurs observations vérifier ce fait capital, à savoir que, dans toutes les néphrites interstitielles, l'élimination est retardée, ce ralentissement pouvant se traduire soit par un retard dans l'apparition du bleu dans les urines, soit par une prolongation de la durée de l'élimination, soit par l'association de ces deux ordres de phénomènes.

Pedenko, qui, dans un travail préliminaire, ne fait que tirer les conclusions que lui a inspiré l'étude de la perméabilité rénale dans 43 cas de néphrites, attache une importance surtout à la coloration maxima des urines par le colorant et à la durée de l'élimination. Il déclare que si le maximum de coloration est très faible et si la durée de l'élimination dépasse deux fois la normale, on doit conclure à l'existence d'une néphrite interstitielle. Il ajoute même, et en cela il est d'accord avec tous les observateurs : « l'importance principale de la méthode, au point de vue du diagnostic, consiste dans la possibilité de reconnaître la néphrite interstitielle atrophique, qui fréquemment peut passer inaperçue dans sa forme latente. »

Nous n'insisterons pas sur les résultats obtenus par nous, au cours des néphrites interstitielles, et dont nous rapportons 42 cas typiques. On voit, en parcourant ces observations, que dans 6 cas le début de l'élimination était très retardé, et que la quantité de bleu passant dans l'urine était réduite au minimum.

Dans 23 cas l'élimination était trés prolongée mais peu ou pas retardée.

Dans 10 cas il y avait retard et prolongation très notable de l'élimination.

Enfin, nous rapportons 3 cas typiques, dans lesquels l'épreuve du bleu a permis de porter le diagnostic de néphrite interstitielle, alors qu'aucun autre signe ne permettait d'y songer. Nous ne rapportons que ces trois observations, parce que l'autopsie, pratiquée presque immédiatement après l'épreuve du bleu, nous a permis de vérifier très rapidement la réalité de l'existence d'une néphrite interstitielle; mais nous devons ajouter que, dans une cinquantaine de cas, l'épreuve du bleu nous permit de supposer l'existence d'une néphrite interstitielle, qui fut vérifiée ensuite par la clinique. Si nous n'insistons pas sur ces points, c'est qu'ils sont admis par tous ceux qui ont cherché à vérifier les résultats que nous avons publiés avec M. Achard.

Le seul point litigieux est un point portant sur l'interprétation de l'élimination prolongée. Avec M. Achard, nous avions montré, en nous appuyant sur un grand nombre d'observations, que ce mode d'élimination était caractéristique d'une forte imperméabilité rénale. Albarran et Léon Bernard, se basant sur la clinique et l'expérimentation, soutiennent que la prolongation de l'élimination est facteur de l'hypertrophie compensatrice : « Chaque fois qu'il y a hypertrophie compensatrice sans imperméabilité, l'élimination est prolongée ; au contraire, quand il y a imperméabilité sans hypertrophie compensatrice (comme dans certaines scléroses rénales très avancées), l'élimination rénale n'est pas prolongée. »

Cette discussion nous semble porter sur un fait bien secondaire, beaucoup plus théorique que pratique. Nous disons, en effet, que la prolongation dans l'élimination du bleu est facteur de l'imperméabilité rénale ; Albarran et Léon Bernard disent de leur côté qu'elle est sous la dépendance de l'hypertrophie compensatrice. Or, cette hypertrophie compensatrice ne peut, à notre avis, exister s'il n'y a pas d'imperméabilité rénale comme l'indique assez suffisamment d'ailleurs le mot « compensatrice ». Il est vrai que Léon Bernard ne croit pas que l'on puisse parler d'imperméabilité rénale dans certains cas où il existe cependant une élimination prolongée : « Nous avons vu, dit-il, l'élimination du bleu prolonger sa durée sur des reins fonctionnant isolément après néphrectomie du congénère, ou bien dans des cas de lésions unilatérales des reins où nous pouvions dissocier l'étude de l'urine de chaque rein par le cathétérisme urétéral : le rein malade (pyonéphrose, tuberculose, etc.) accusait un degré plus ou moins accusé d'imperméabilité, le rein opposé montrait une élimination d'autant plus prolongée que le rein malade était plus imperméable. Or, dans ces conditions physiologiques, nous pensons qu'il n'est pas permis de parler d'imperméabilité rénale. »

Il est évident que si l'on fait d'imperméabilité rénale le synonyme d'altérations profondes du rein, on ne peut pas dire qu'un rein non altéré soit imperméable. Que si, au contraire, on admet que les reins sont perméables quand ils sont capables d'excréter la quantité de substances toxiques que l'organisme leur demande d'éliminer normalement, on comprend alors que ce n'est pas seulement le pouvoir éliminateur d'un seul rein que l'on doit envisager, mais celui des deux réunis. Les reins à eux deux sont capables d'épurer l'organisme : si l'on en enlève un par la néphrectomie, il existe, malgré l'intégrité du rein restant, une imperméabilité rénale relative, parce que le rein unique n'est pas capable, à lui seul, d'éliminer tous les poisons dont l'organisme a besoin d'être débarrassé. C'est alors que se produit l'hypertrophie compensatrice qui est, à notre avis, l'expression anatomique de l'imperméabilité rénale. De telle sorte que, en somme, dire que la prolongation de l'élimination du bleu est due à l'hypertrophie compensatrice nous semble, au point de vue clinique, être à peu près la même chose que si l'on dit qu'elle est due à l'imperméabilité rénale. Mais encore doit-on faire remarquer cependant que, d'après les conclusions de Albarran et Bernard, dans les cas de lésions unilatérales des reins, l'élimination se prolonge d'autant plus que l'imperméabilité du rein malade est plus forte, et que les zones hypertrophiées du rein sain ont moins d'étendue. En d'autres termes, si l'on considère, comme on doit le faire pour les néphrites médicales, l'ensemble du parenchyme des deux reins, il en résulte que l'élimination prolongée est directement proportionnelle à l'imperméabilité du parenchyme malade, et inversement proportionnelle à l'hypertrophie compensatrice du parenchyme sain. De sorte que l'hypertrophie compensatrice ne paraît intervenir dans le phénomène de la prolongation, que par son insuffisance, et alors que l'imperméabilité l'emporte sur elle. Aussi, nous paraît-il préférable de faire de cette élimination prolongée, non pas le signe de l'hypertrophie compensatrice, mais plutôt l'indice d'une compensation insuffisante.

2° *L'état de la perméabilité rénale au cours des néphrites parenchymateuses* est loin d'être aussi bien connu. Nous avons vu, dans notre rapide historique, que le professeur Bard avait, le premier, insisté sur l'exagération de la perméabilité rénale que l'on constate dans les néphrites épithéliales. Faisons remarquer que, dans l'esprit comme dans le texte de Bard, il ne s'agit pas de toutes les néphrites parenchymateuses, mais « d'un groupe de faits bien délimités, ceux dans lesquels la lésion essentielle est une fermentation de l'épithélium sécréteur. » Pour lui, cette forme « constitue une entité morbide ; elle est une par sa pathogénie, par la nature de ses lésions, par le syndrôme clinique qui les traduit », bien différente des cas « dans lesquels la lésion a bien la localisation voulue sur l'épithélium du labyrinthe, mais est de nature différente, simplement dégénérative. » C'est pour les néphrites épithéliales seules, que Bard admet une perméabilité exagérée décelable par l'épreuve du bleu dont « l'apparition est avancée (elle a toujours lieu dès la première demi-heure) ; le maximum est atteint en une heure et demie ; l'élimination dure trente-six heures, en moyenne. »

Depuis que la notion de l'excès de perméabilité du rein, dans les néphrites épithéliales, a été mise en lumière par Bard, quelques observations confirmatives ont été publiées par MM. Lemoine, Deriaud, Bourg, Widal, etc., mais c'est, en réalité, Léon Bernard qui entreprit le premier de contrôler d'une façon scientifique les conceptions de Bard et Bonnet.

Ces deux auteurs rappelaient que leurs idées, basées sur l'élimination urinaire du bleu et de l'iodure, étaient confirmées par le dosage des éléments normaux de l'urine, sa densité, etc.; par la recherche de la toxicité de l'urine et du sérum, Dumarest ayant montré que la toxicité du sérum est diminuée dans les néphrites épithéliales; par l'étude de la densité du sang qui est très diminuée dans ces formes de néphrites, ainsi qu'il ressort des travaux de Hammerschlag et de Lloyd Jones.

Léon Bernard essaya de reprendre à lui seul la plupart des travaux de ces différents expérimentateurs, et il chercha dans tous les cas de néphrites qu'il étudia : la perméabilité rénale au bleu, la toxicité du sérum et des urines, la composition chimique de l'urine. La conclusion qu'il en tire est que, dans la néphrite parenchymateuse, il y a perméabilité rénale exagérée, tandis que le rein des malades atteints de néphrite interstitielle, est imperméable. « Ces différences fonctionnelles, dit-il, viennent encore confirmer la justesse de la classification dualiste et même expliquer les principaux caractères différentiels de leur symptomatologie. Nous avons démontré, que certaines néphrites présentaient des reins perméables et d'autres des reins imperméables : or cette différenciation en néphrites à rein perméable et néphrites à reins imperméables s'adapte très bien à la classification en néphrites parenchymateuse et interstitielle, il en explique même les manifestations symptomatiques. »

Ainsi donc, Léon Bernard va plus loin que Bard et Bonnet dans l'extension de la perméabilité rénale exagérée : ce ne sont plus seulement les néphrites épithéliales, mais toutes les néphrites parenchymateuses qui s'accompagnent d'une exagération des fonctions rénales; il est vrai qu'il ajoute comme correctif que, « lorsque la néphrite parenchymateuse passe à son stade d'atrophie secondaire, on voit la formule physiologique se modifier et la perméabilité rénale diminuer ».

Nos observations personnelles ne nous permettent pas d'adopter d'une façon absolue la théorie qui soutient que toutes les néphrites parenchymateuses présentent une perméabilité rénale exagérée. Nous avons examiné 14 malades qui, cliniquement, présentaient tous les signes d'une néphrite parenchymateuse : 8 d'entre eux avaient en même temps quelques symptômes (bruit de galop, hypertension artérielle, diminution des œdèmes) que l'on pouvait rapporter à de la néphrite interstitielle. Si donc ces malades ne présentent pas une perméabilité rénale exagérée, il peut se faire que ce soit justement parce qu'ils sont arrivés à cette période d'atrophie secondaire décrite par les auteurs anglais et admise par Léon Bernard. Leurs observations n'ont donc aucune valeur contre les arguments des auteurs qui pensent que la perméabilité est augmentée dans toutes les néphrites parenchymateuses.

Au contraire, les 6 autres malades étaient atteints, quand nous les avons examinés, de néphrites parenchymateuses tout à fait au début ; on ne peut donc pas objecter qu'il s'agissait dans ces cas de la période d'atrophie secondaire. D'ailleurs, dans un cas très complètement étudié, nous avons pu faire l'autopsie : clinique et anatomie pathologique sont d'accord pour affirmer qu'il s'agissait d'une néphrite purement parenchymateuse, or, dans ce cas comme dans deux autres observations purement cliniques, la perméabilité rénale était très diminuée. Dans les trois autres cas, une fois, la perméabilité était normale, deux fois, il s'agissait certainement de ce que Bard appelle la perméabilité exagérée : l'élimination du bleu commençait au bout de 1/4 d'heure, devenait maxima 1 heure après et cessait vers la vingtième heure. Est-ce bien, en réalité, l'indice d'une perméabilité exagérée ? D'après nos expériences que nous avons déjà relatées, nous aurions tendance à croire que les éliminations de ce genre s'expliquent, en réalité, non par une perméabilité exagérée, mais par ce fait qu'avait soupçonné Lépine, que l'épithélium noble du rein a perdu ses propriétés de résorption.

Mais, en réalité, au point de vue clinique, ces divergences dans l'interprétation du fait ont peu d'importance ; ce qu'il était essentiel de savoir c'est si une néphrite pouvait s'accompagner d'une élimination normale ou même trop rapide du bleu de méthylène, or le fait mis en lumière par Bard est indiscutable. Mais nous ne pouvons pas accepter, dans ce qu'elles ont d'absolu, les conclusions de Léon Bernard ; il pense que, maintenant, la division des néphrites chroniques en parenchymateuse et interstitielle trouve son appui dans la physiologie pathologique. Quelque séduisante que soit, *a priori*, cette tentative de classification d'après le degré de perméabilité rénale, nous ne pouvons pas l'adopter, parce que certaines néphrites, qui sont cliniquement et même anatomiquement parenchymateuses, présentent une perméabilité diminuée. Tout ce que l'on peut dire, c'est que quelques néphrites sont compatibles avec une perméabilité normale ou même exagérée, mais il est impossible, à l'heure actuelle, de baser une classification des néphrites sur le degré de la perméabilité rénale.

Qu'est-ce que nous apprend, en effet, l'étude de la perméabilité rénale au bleu de méthylène ? Elle peut nous apprendre s'il existe un trouble dans les fonctions des glomérules ou des *tubuli contorti* ; nous avons vu que la perméabilité diminuée signifie, en général, troubles fonctionnels ou lésions des glomérules, tandis que ce que l'on regarde comme une augmentation de la perméabilité dénote, en général, des lésions profondes des tubuli, sans altération des glomérules. En somme, on le voit, baser une classification des néphrites sur le degré de la perméabilité rénale, reviendrait à leur donner une base anatomo-pathologique; c'est ce qu'avait fait Charcot dans ses admirables leçons sur les néphrites. Or, l'étude systématique de toutes les néphrites, au point de vue histologique, a montré qu'elles étaient le plus souvent diffuses et que les divisions anatomo-pathologiques ne pouvaient pas appuyer les divisions cliniques des néphrites. Nous ne croyons donc pas qu'il soit utile de reprendre, sous une forme nouvelle il est vrai, la division anatomique des néphrites chroniques, puisque les études histologiques ont montré qu'elle ne répondait pas du tout à la clinique. Nous sommes persuadés que les deux formes de néphrites, appelées bien faussement parenchymateuses et interstitielles, doivent être séparées au point de vue clinique, parce que ce sont deux types morbides qui évoluent de façons tout à fait différentes, mais nous croyons que la physiologie pathologique, pas plus que l'anatomie pathologique, ne sont capables de justifier cette division qui s'appuie uniquement sur la clinique.

3e *La perméalibité rénale au cours de la dégénérescence amyloïde* a, jusqu'à présent, été fort peu étudiée : nous n'avons pas pu en trouver un seul cas vérifié histologiquement dans toutes les observations qui ont été publiées sur la perméabilité rénale. Les quatre observations que nous rapportons sont toutes des types cliniques et anatomiques d'amylose, et toujours la perméabilité rénale se comporta de la même façon, c'est-à-dire qu'elle fut trouvée exagérée pour employer l'expression de Bard, que nous conservons au point de vue purement clinique.

Le bleu fut décelable dans les urines dès le premier quart

d'heure, présenta un maximum à la 2e, 3e ou 4e heure et s'élimina en 25 ou 30 heures.

Nous ne voulons certes pas dire que, dans tous les cas de dégénérescence amyloïde, la perméabilité rénale sera trouvée normale ou augmentée. Quelques-unes de nos observations nous montrent le contraire : il nous est arrivé de trouver une association de lésions scléreuses des glomérules et de dégénérescence amyloïde ; dans ces cas, la perméabilité rénale était diminuée et l'élimination du bleu se faisait, en général, selon le type retardé et prolongé.

Ce que nous disons pour la dégénérescence amyloïde, nous pourrions le répéter textuellement pour la dégénérescence pigmentaire. Nous avons eu l'occassion d'étudier, en vue d'un travail que nous avons fait sur l'infiltration pigmentaire, le fonctionnement de reins infiltrés de pigments ocres : nous avons pu constater que dans les cas d'infiltration pigmentaire simple, c'est-à-dire non accompagnée de lésions scléreuses, la perméabilité rénale était normale ou même exagérée ; au contraire, dans les infiltrations pigmentaires accompagnées de sclérose rénale, il y avait toujours une diminution marquée de la perméabilité rénale.

4° *La perméabilité rénale dans les néphrites aiguës.* — Les documents publiés, jusqu'à présent, sur la perméabilité rénale dans les néphrites aiguës sont presque nuls. Bard et Bonnet sont les seuls qui en aient rapporté une observation, dans laquelle les résultats de l'épreuve du bleu dénotent une perméabilité sensiblement normale.

Dans les observations que nous avons recueillies depuis trois ans, nous relevons six cas seulement de néphrites aiguës typiques (nous exceptons bien entendu les poussées aiguës au cours des néphrites chroniques que, trop souvent l'on confond avec les néphrites aiguës primitives).

Les résultats que nous avons obtenus en étudiant la perméabilité rénale de ces six malades ont été des plus variables. A la période de début et d'état de la maladie, chez presque tous (sauf chez un), la perméabilité était très notablement diminuée, ce qui se traduisait par un retard dans l'apparition du bleu, une diminution dans l'intensité de la coloration, une prolongation dans la durée de l'élimination.

Le seul malade dont la perméabilité fut trouvée sensiblement normale ne présenta aucun symptôme urémique et fut très rapidement guéri.

Les cinq autres eurent tous, à un degré plus ou moins accentué, des accidents d'intoxication urémique; l'un d'entre eux mourut même à la suite de nombreuses crises d'urémie convulsive. Quant à ceux qui survécurent, les modifications survenues, pendant leur convalescence, dans la façon dont ils éliminaient le bleu par l'urine furent intéressantes à étudier. L'un fit au 12e jour une crise polyurique et azoturique, et à partir de ce moment sa perméabilité rénale au bleu de méthylène se montra normale; un autre continua à présenter des urines rares contenant de l'albumine; mais peu à peu la perméabilité rénale devint normale puis exagérée, en même temps l'œdème des membres inférieurs augmentait et gagnait la paroi abdominale : on avait sous les yeux un type de néphrite parenchymateuse qui a évolué depuis comme une néphrite chronique.

Les deux autres survivants ont continué pendant leur convalescence à présenter un retard de l'élimination du bleu, assez marqué pour que nous puissions avoir des craintes sur l'état de leur parenchyme rénal, quoique cependant il n'existât plus dans leurs urines la moindre trace d'albumine et le moindre indice révélateur d'une néphrite chronique en évolution. Ces malades étaient donc intéressants à suivre au point de vue de l'évolution de leurs symptômes rénaux; nous avons pu les revoir, ces jours derniers, et nous avons pu constater que l'un d'eux évoluait très nettement vers la néphrite interstitielle : sa tension artérielle est très élevée, il présente un bruit de galop gauche très net; il urine 2 l. 1/2 en moyenne par 24 heures, c'est un polyurique et un pollakiurique. Ses urines sont pâles et ont une densité de 1,005 mais ne contiennent pas la moindre trace d'albumine. Mais l'élimination du bleu est de plus en plus défectueuse : le début ne se fait que vers la 3e heure et le bleu est éliminé très faiblement pendant 6 jours.

L'autre malade, en revanche, s'il présente toujours des troubles de l'élimination du bleu de méthylène, n'a pour le moment aucun signe de néphrite interstitielle. Il est vrai que son affection aiguë ne remonte qu'à un an et demi, tandis que l'autre a eu ses premiers accidents il y a trois ans bientôt; aussi croyons-nous que nous devons redouter chez notre dernier malade, comme chez le précédent, l'évolution à plus ou moins bref délai de tous les symptômes d'une néphrite interstitielle.

— Si maintenant nous voulons jeter un coup d'œil d'ensemble sur l'étude de la perméabilité rénale au cours des néphrites, nous voyons tout d'abord que néphrite et imperméabilité rénale ne sont pas synonymes : cette idée que soutenait depuis longtemps M. Bar a été mise en relief d'une façon très évidente par l'épreuve du bleu.

Le second point qui ressort de la lecture détaillée de nos observations (dont malheureusement nous ne pouvons donner ici que le résumé), c'est que les néphrites qui ne s'accompagnent pas d'imperméabilité rénale se compliquent très rarement d'urémie, et encore faut-il, comme nous l'établirons plus tard, qu'il survienne une cause surajoutée produisant une imperméabilité rénale passagère, pour que les malades atteints de néphrites à rein perméable présentent des signes d'urémie.

Il y a donc grand intérêt, au point de vue du pronostic, à savoir si la perméabilité rénale est ou non normale, puisque, dans les néphrites aiguës comme dans les chroniques, sont seuls menacés d'urémie les malades dont le rein n'est pas perméable. De même, au point de vue du traitement, il est évident que le régime alimentaire ne sera pas le même, si chez un malade les reins sont perméables ou imperméables.

Il sera donc absolument nécessaire d'être renseigné sur la perméabilité du rein des malades atteints de néphrite. S'il était exact que toutes les néphrites parenchymateuses s'accompagnent de perméabilité exagérée et les interstitielles présentent au contraire une diminution de la perméabilité rénale, il serait inutile de faire aucune épreuve pour se renseigner sur l'état des fonctions rénales. Malheureusement, les choses ne sont pas aussi simples, en pratique, et nous croyons que si l'on ne recherche pas chez un malade les différents symptômes qui renseignent sur l'état fonctionnel du rein, en particulier l'épreuve du bleu, on ne peut pas savoir d'avance quand il est atteint de néphrite aiguë ou de néphrite parenchymateuse, si le rein est ou non perméable.

En résumé, nous croyons qu'il est très utile, au point de vue du pronostic et du traitement, d'être fixé sur l'état de la perméabilité rénale au cours des néphrites, et comme nous avons, par nos observations, acquis la certitude que la forme clinique ne peut pas, à elle seule, renseigner sur l'état de la perméabilité rénale, il faut recourir à l'épreuve du bleu qui est, à l'heure actuelle, le procédé le plus simple et le plus sûr d'être renseigné sur les fonctions éliminatrices du rein.

II. — Perméabilité rénale au cours des cardiopathies.

Les fonctions rénales sont difficiles à apprécier au cours des cardiopathies qui s'accompagnent d'insuffisance cardiaque plus ou moins accentuée. Il est difficile de savoir si l'albuminurie doit être mise sur le compte d'une simple stase rénale, ou doit être attribuée à une lésion chronique des reins. Les résultats que nous avons obtenus avec M. Achard nous ont fait espérer que l'épreuve du bleu pourrait, dans bien des cas, venir utilement en aide au diagnostic.

De l'examen de nombreux malades chez lesquels le diagnostic posé cliniquement a pu être vérifié anatomiquement, il ressort que chez les cardiaques en asystolie, alors qu'il n'y a pas de lésions profondes des reins et qu'il s'agit simplement de stase rénale, le bleu de méthylène passe dans l'urine dès la première heure, et son élimination ne se prolonge pas au-delà des délais normaux. Comme les urines sont rares et concentrées, elles prennent rapidement une teinte bleue très foncée ; l'élimination de la matière colorante se fait d'une manière en quelque sorte massive, et il en résulte un type d'élimination assez spécial, pouvant faire croire à une exagération de la perméabilité rénale. Mais la coloration intense est due, en réalité, à la concentration des urines, et le dosage du bleu par le procédé d'Achard et Clerc montre qu'il existe moins de bleu éliminé dans les premières 24 heures, ce qui s'explique d'ailleurs par le fait du ralentissement circulatoire, qui diminue la quantité de matière colorante apportée au rein dans l'espace de vingt-quatre heures.

Lorsque, par contre, chez les cardiaques, le rein est altéré plus profondément que par la simple congestion, l'épreuve du bleu de méthylène montre qu'il existe de l'imperméabilité et met ainsi sur la voie d'un diagnostic qui, par les simples moyens cliniques, aurait pu passer inaperçu. C'est ainsi que nous rapportons plusieurs observations où, grâce à l'épreuve du bleu, nous avons pu soupçonner l'existence de lésions rénales que nous avons ensuite vérifiées à l'autopsie.

De l'ensemble des faits cliniques et anatomiques que nous avons observés, il nous semble que l'on peut conclure qu'en présence d'un malade qui présente des accidents asystoliques, l'épreuve du bleu permettra de savoir s'il s'agit exclusivement d'un cardiaque ou d'un cardio-rénal. Si l'élimination du bleu se fait dans les conditions régulières, malgré l'existence d'albumine même très abondante dans l'urine, on en conclura qu'il s'agit de stase rénal. Quand, au contraire, le bleu s'éliminera d'une façon retardée, lente et prolongée, on sera en droit d'affirmer que l'insuffisance rénale s'ajoute à l'asystolie.

III. — Perméabilité rénale dans les infections et les intoxications.

Les considérations que nous allons développer dans ce paragraphe sont basées sur plus de 200 observations, recueillies dans les infections et les intoxications les plus diverses. Il serait fastidieux de considérer ici, une à une, toutes ces toxi-infections et de montrer les résultats que nous a donnés l'épreuve du bleu dans chacun de nos cas. Nous avons, d'ailleurs, essayé de grouper ainsi nos observations, dans le résumé que nous en donnons à la fin de ce travail. Mais ce que nous voudrions tenter ici, c'est de faire, non pas l'analyse de chacune de nos observations, mais une synthèse dont nous pourrions tirer quelques idées générales directrices ; nous voudrions dégager, de tous ces cas cliniques particuliers, une vue d'ensemble générale sur la valeur clinique de l'épreuve du bleu, au cours des intoxications et des infections. Pour cela, nous avons cherché dans toutes nos observations, s'il n'existait pas de rapports entre les troubles de la perméabilité rénale et les autres facteurs de gravité qu'on a l'habitude de constater dans les toxi-infections. Puis, après avoir constaté que ces rapports n'existaient pas, nous avons cherché à dégager la valeur propre des résultats de l'épreuve du bleu.

1° *Rapports de l'état de la perméabilité rénale avec les autres facteurs de gravité dans les toxi-infections.* — Si nous jetons un coup d'œil d'ensemble sur les résultats que nous a fournis l'épreuve du bleu dans les infections et les intoxications, nous voyons que, dans les 3/4 environ des observations, il existait un trouble plus ou moins marqué de la perméabilité rénale. La première question que nous devions essayer de résoudre, c'était de savoir s'il existe un rapport entre les troubles de l'élimination du bleu et les autres facteurs qui servent à établir le pronostic de la maladie. Il est évident, en effet, que si les troubles de la perméabilité rénale étaient toujours sous la dépendance de tel symptôme, apparaissant et disparaissant avec lui, la valeur en serait, de ce fait, très diminuée.

a) *Rapports entre l'intensité de la fièvre et les troubles de la perméabilité rénale.* — Il semble qu'il n'y ait aucun rapport à établir entre l'intensité de la fièvre et les troubles de l'élimination du bleu de méthylène. Nous avons vu, parmi les pneumoniques qui avaient 40° de température et au-dessus, les uns présenter des troubles de la perméabilité rénale, tandis que les autres éliminaient leur bleu dans les délais normaux, avec l'intensité normale. Parmi les typhiques que nous avons examinés, il en est dont la température n'est pas montée au-dessus de 39° et qui avaient des troubles marqués de l'excrétion rénale, tandis que quelques autres, chez lesquels le thermomètre marquait 40° et au-dessus, avaient une perméabilité normale au bleu.

b) Rapports entre la dyspnée et l'élimination du bleu. — L'idée que l'intensité de la dyspnée pouvait avoir de l'influence sur le mode d'élimination du bleu de méthylène était basée sur ce fait, que les phénomènes d'oxydation ont une grande influence sur la transformation en bleu du leucodérivé contenu dans le sang. Nous avons cherché à voir dans nos observations si la dyspnée excessive était une cause de l'élimination du bleu, sous forme exclusive de chromogène.

Nous avons pu constater que chez des malades, dont l'hématose était très gênée, l'élimination du bleu se faisait très normalement et presque exclusivement sous la forme de bleu, tandis que bien souvent nous avons constaté des malades, dont la respiration n'était nullement gênée, qui n'éliminaient leur matière colorante que sous forme de chromogène. Il ne nous semble donc pas qu'il y ait un rapport direct de cause à effet entre la dyspnée et le mode selon lequel le bleu de méthylène est éliminé par les urines.

c) Rapports de l'insuffisance cardiaque avec l'élimination du bleu. — On sait combien fréquents sont, au cours des maladies toxi-infectieuses, les troubles myocardiques dépendant soit d'une lésion de la fibre musculaire du cœur, soit d'un trouble nerveux réflexe comme l'a montré M. Huchard et se traduisant, dans tous les cas, par une insuffisance fonctionnelle du cœur. En clinique, cette insuffisance myocardique est assez facile à constater par l'auscultation du cœur (disparition ou affaiblissement du premier bruit, embryocardie, etc.), par l'étude de la tension artérielle qui est très diminuée. Il y avait intérêt à savoir comment se comportait la perméabilité rénale au bleu, quand variait l'état fonctionnel du myocarde. Chez une série de malades, auxquels on avait fait l'épreuve du bleu avant qu'apparaissent les symptômes de méiopragie cardiaque, nous avons pu constater que l'apparition de ces symptômes ne suffisait nullement à modifier les résultats fournis par l'étude de l'élimination urinaire du bleu. La seule différence que nous ayons pu constater, c'est une différence dans l'intensité de la coloration de l'urine émise, paraissant plus bleue quand il existe de l'insuffisance cardiaque : c'est que, dans ces cas, la quantité d'urine émise est moindre, et que, la dose de bleu éliminée, tout en restant la même, colore cependant plus fortement les urines.

d) Rapport de la perméabilité rénale au bleu et de l'albuminurie. — 120 malades qui avaient une albuminurie notable, se comportaient de la façon suivante, par rapport à l'épreuve du bleu : 34 n'avaient absolument aucun trouble de la perméabilité rénale; 6 avaient peut-être une élimination plus rapide et exagérée; 42 présentaient les troubles les plus légers que l'on puisse constater par l'épreuve bleu, c'est-à-dire l'élimination sous forme presque exclusive de chromogène mais sans retard ni prolongation; 38 avaient des troubles marqués de la perméabilité rénale (élimination retardée et prolongée).

65 malades qui ne présentaient pas d'albuminurie, au cours de leur toxi-infection, se comportèrent de la façon suivante vis-à-vis de l'épreuve du bleu : 21 eurent une perméabilité normale ; 24 présentaient les troubles minima de l'élimination, la matière colorante étant urinée sous forme de chromogène éliminé dans les délais normaux ; 20 présentaient une élimination retardée et prolongée.

En somme, si l'on cherche à comparer les troubles de la perméabilité rénale, dans les cas où il y avait de l'albuminurie et dans ceux où il n'y en avait pas, on voit : que la perméabilité rénale était normale dans 28 0/0 des cas de toxi-infection avec albuminurie et dans 35 0/0 des cas sans albuminurie; qu'elle fut trouvée légèrement altérée dans 35 0/0 des observations avec albuminurie, et 37 0/0 dans les autres. Enfin, que des troubles très marqués furent constatés dans 31 0/0 des toxi-infections qui s'accompagnaient d'albuminurie, et dans 30 0/0 des autres. On voit donc que les proportions sont sensiblement les mêmes, c'est-à-dire que la perméabilité rénale est trouvée aussi souvent défectueuse dans les cas d'infection sans albuminurie, ce qui nous permet de conclure qu'on ne peut établir aucun rapport direct entre l'existence de l'albuminurie et les troubles de la perméabilité rénale, pas plus au cours des toxi-infections que dans les néphrites.

2° *Valeur clinique des troubles de la perméabilité rénale au cours des toxi-infections.* — Puisque les troubles de la perméabilité rénale ont une évolution qui leur est propre, et ne sont pas sous la dépendance des autres facteurs de gravité que l'on a l'habitude de considérer en clinique dans les toxi-infections, nous devions nous demander si l'on pouvait tirer quelques indications des résultats de l'étude du bleu dans les différentes maladies infectieuses.

a) Rapport de l'état de la perméabilité rénale avec le degré de gravité de la maladie. — Il est bien difficile d'être fixé sur ce point : on comprend très bien qu'une fièvre typhoïde, dans laquelle les signes d'infection seront réduits au minimum, pourra évoluer d'une façon bénigne, malgré l'existence d'une imperméabilité rénale. Nous n'avons donc pas l'intention de trancher, par la simple étude de l'épreuve du bleu, une question de pronostic, qui doit être basée sur un grand nombre d'éléments, parmi lesquels nous pensons cependant que l'étude de la perméabilité rénale doit trouver sa place. Nous croyons que nos observations nous permettent toutefois de formuler la conclusion suivante : quand, au cours d'une maladie infectieuse, l'élimination du bleu est normale ou se fait selon la forme chromogénique, il n'y a pas à redouter qu'un élément rénal vienne se joindre aux autres symptômes déjà existants. Quand, au contraire, il y a retard très marqué dans l'élimination du bleu et du chromogène, on doit redouter, de ce seul fait, et toutes choses restant égales d'ailleurs, l'aggravation de tous les symptômes et la prolongation de l'évolution morbide.

L'étude de la perméabilité rénale, au moment où s'annonce la convalescence, est d'une très grande importance, parce qu'elle peut permettre de prévoir une rechute. Nous avons pris l'habitude de faire systématiquement, à tous nos malades atteints de fièvre typhoïde et qui commencent leur convalescence, une injection de bleu de méthylène. Lorsque la convalescence est de bon aloi, l'élimination du bleu se fait d'une façon normale ; mais, dans les cas où il y a retard ou prolongation de l'élimination, il ne faut pas se hâter de permettre au malade une alimentation autre que le régime lacté, et il faut redouter une rechute. Dans plusieurs cas de fièvre typhoïde, dont nous résumons plus loin les observations, la seule épreuve du bleu nous a permis d'annoncer une rechute.

b) Perméabilité rénale et intolérance médicamenteuse. — L'étude systématique de la perméabilité rénale, au cours des infections et des intoxications, nous a permis de reconnaître que les intolérances médicamenteuses étaient liées, très souvent, à une imperméabilité rénale que l'on n'aurait pas soupçonné sans l'épreuve du bleu. De cette constatation, que nous avons pu faire dans de nombreux cas de rhumatisme articulaire aigu, découle cette règle de conduite dont nous ne nous départissons pas, c'est que les malades, chez lesquels l'étude de la perméabilité rénale a montré l'existence d'une insuffisance des fonctions d'excrétion, ne doivent pas être soumis à une médication toxique dont l'élimination nécessite une intervention du rein.

c) *Les néphrites chroniques à longue échéance que déterminent les infections aiguës* peuvent être soupçonnées par l'épreuve du bleu. Dans de nombreux cas que nous résumons dans nos observations, nous avions observé, pendant la convalescence de malades soignés pour des infections aiguës, des troubles marqués de la perméabilité rénale, et nous avions supposé l'existence d'une néphrite en évolution. Nous avons pu suivre quelques-uns de ces malades et constater que, plus tard, au bout de deux ou trois ans, d'autres signes de néphrite interstitielle sont apparus : nous avions donc été mis sur la voie du diagnostic par l'épreuve du bleu, et nous croyons que si, dans la convalescence d'une maladie aiguë, on constate des troubles marqués et persistants de la perméabilité rénale (retard de l'apparition du bleu et prolongation de son élimination), on est en droit de redouter l'apparition ultérieure de tous les signes d'une néphrite chronique.

IV. — Troubles fonctionnels et passagers de la perméabilité rénale.

L'épreuve du bleu, pratiquée systématiquement au cours des infections et intoxications, nous a permis de supposer l'existence de troubles fonctionnels et passagers de la perméabilité rénale : il est bien difficile, en effet, d'admettre qu'un malade qui, à la suite d'un coup de froid ou d'une brûlure peu étendue, présente pendant quelques jours des signes d'imperméabilité rénale qui disparaissent ensuite aussi brusquement qu'ils avaient apparu, il est bien difficile d'admettre que ce malade avait ses reins lésés. De même, un homme qui fait un excès alcoolique ou bien qui est soumis au sommeil chloroformique, s'il présente pendant deux ou trois jours des troubles de l'élimination urinaire, n'a pas, forcément, pour cela des lésions rénales. Nous croyons bien plutôt qu'il s'agit là d'une insuffisance rénale fonctionnelle, en rapport, peut-être, avec des troubles vaso-moteurs qui restreignent pour peu de temps l'apport du sang au rein, et nous pensons que c'est à ces troubles passagers de la perméabilité rénale qu'il faut attribuer les modifications que l'on constate dans l'élimination du bleu de méthylène, au cours des maladies nerveuses.

Mais cette opinion que nous soutenons avec M. Achard, depuis nos premières communications, est combattue par quelques-uns même des auteurs qui ont le plus défendu la valeur clinique de l'épreuve du bleu de méthylène. Albarran et Léon Bernard, notamment, s'expriment de la façon suivante : « Nous admettons très bien que des troubles fonctionnels puissent exister dans l'économie, sans répondre à des altérations profondes des organes ; ces modifications purement fonctionnelles sont d'ailleurs surtout connues, pour le système nerveux (peut-être parce que certaines lésions plus difficiles à déceler dans ces organes que dans les autres, nous sont encore ignorées). Mais elles ne sont pas bien individualisées dans la pathologie des autres organes, du rein en particulier. Et à coup sûr, si l'épreuve du bleu montrait une perméabilité diminuée pour des reins que l'examen histologique nous montrerait normaux, la portée et la valeur du procédé en seraient bien amoindries, et sa précision deviendrait suspecte pour le diagnostic et le pronostic des affections rénales. »

Nous devons dire, cependant, qu'à côté de cette opinion qui nie absolument l'existence des troubles fonctionnels du rein, nous pouvons citer celle de M. Merklen, qui est tout disposé à admettre l'existence d'une imperméabilité rénale fonctionnelle. Il lui semble que le « rein peut être fonctionnellement insuffisant, comme l'estomac, le cœur et quelques autres organes ».

Mais, puisque l'existence de cette imperméabilité rénale fonctionnelle est encore loin d'être admise par tous les auteurs, il y avait intérêt à grouper les faits qui militent en faveur de ce type d'insuffisance.

Le procédé que nous avons employé pour mettre en relief ces troubles passagers de la perméabilité rénale fut le suivant : sur tous les malades étudiés à ce point de vue, nous faisions d'abord l'épreuve du bleu : les urines des vingt-quatre premières heures étaient totalisées, et nous dosions la quantité totale de bleu et de chromogène éliminés. Le second jour, il n'y avait, en général, plus de bleu éliminé : nous cherchions alors le point cryoscopique du sérum et nous faisions un examen chimique de l'urine aussi complet que possible. Ces recherches étaient continuées, jusqu'à ce que le taux chimique de l'urine et les résultats cryoscopiques fussent devenus normaux. Alors, nous faisions, de nouveau, l'épreuve du bleu qui s'éliminait toujours dans les délais normaux. Ajoutons que, d'ailleurs, pendant tout le temps que les malades étaient soumis à ces examens, leur alimentation était pour tous, autant que possible, la même, afin de ne pas augmenter les causes des variations du taux urinaire.

Nous avons pu ainsi établir l'existence de troubles transitoires de la perméabilité rénale, que nous pouvons schématiser, en prenant pour exemple un des cas les plus simples. Soit un malade, comme nous avons eu l'occasion d'en examiner plusieurs, qui a reçu un violent traumatisme dans la région lombaire : on lui fait une injection de bleu le jour même, et l'on constate que le début de l'élimination est notablement retardé pour le chromogène et surtout pour le bleu ; l'élimination de la matière colorante se fait presque tout entière sous forme de chromogène et est terminée au bout de 20 heures. La quantité de bleu et de chromogène éliminée dans le premier nyctémère est seulement de 0,012, c'est-à-dire notablement inférieure au taux normal.

Le lendemain, les urines des 24 heures totalisées donnent le résultat suivant, à l'examen chimique : quantité 1 l. 800. Réaction : acide. Densité 1004. Urée par litre 4 gr. 250. Chlorures par litre 3,50. Phosphates par litre 0,75. Albumine O. Sucre O.

L'examen cryoscopique pratiqué le même jour nous donne les résultats suivants : $\Delta V/P = 1850$ au lieu du chiffre normal qui oscille entre 3200 et 4200 d'après les chiffres de Claude et Balthazard. $\Delta/\delta = 1,60$, au lieu de 1,40 qu'il devrait présenter dans ces conditions si le rein était sain.

Les urines sont ainsi examinées tous les jours, et le cinquième jour après l'entrée du malade à l'hôpital, sans aucune modification dans son régime, le taux urinaire s'était modifié, il s'était fait une véritable crise polyurique et azoturique.

Les urines qui, les jours précédents, avaient ocillé autour de 1 l. 500, montent brusquement à 2 l. 400 ; la densité est de 1015, l'urée totale atteint le chiffre de 45 gr., les chlorures 12 gr. et les phosphates 6 gr.

Les résultats de la cryoscopie sont concordants $\Delta V/P = 3500$ et $\Delta/\delta = 1,60$.

L'épreuve du bleu de méthylène pratiquée à ce moment donne des résultats qui indiquent une perméabilité normale.

Toutes les méthodes sont donc concordantes, pour montrer que chez ce malade il a existé pendant quelques jours une imperméabilité rénale qui, en raison de la rapidité de son début et de son évolution, doit être attribuée à un trouble fonctionnel.

Des troubles analogues des fonctions rénales, nous avons pu en rencontrer souvent. Nous ne pouvons ici que résumer les principaux cas dans lesquels se rencontrent ces troubles : ils peuvent apparaître soit chez un sujet dont les reins sont antérieurement sains, soit chez un malade porteur de lésions rénales, mais sans troubles de la perméabilité.

Quand il n'existe aucune tare rénale, nous avons vu dans de nombreuses observations, qu'un traumatisme violent dans la région rénale — une crise douloureuse très vive (colique néphrétique, appendiculaire, hépatique, intestinale) — une intoxication passagère causée par un excès alcoolique — un coup de froid — une brûlure étendue — que toutes ces causes réunies ou isolées pouvaient entraîner une insuffisance fonctionnelle du rein. Ce sont les principales causes que nous avons observées, et nous ne voulons pas dire pour cela qu'il n'en existe pas d'autres. Mais ce que nous croyons, c'est que pour affirmer l'existence de ces troubles fonctionnels, il faut que l'imperméabilité rénale constatée, soit passagère et que sa disparition ne se fasse pas attendre plus d'une semaine, en moyenne ; autrement, on doit craindre que cette insuffisance transitoire, en apparence, ne cache une lésion ignorée du rein.

Ces troubles de la perméabilité rénale, qui peuvent apparaître d'une façon passagère chez des sujets qui ont les reins histologiquement sains, se produiront, à plus forte raison, chez les sujets dont les reins altérés ne sont pas encore arrivés au stade d'imperméabilité rénale. La même cause qui produit une imperméabilité rénale chez les sujets sains, la déterminera encore plus sûrement chez ces malades, mais les conséquences en seront beaucoup plus graves : c'est ainsi qu'une insuffisance fonctionnelle produite de cette façon, chez un malade atteint de néphrite encore bien compensée, pourra être la cause d'une crise d'urémie. De même, un malade atteint de calcul rénal avec lésions bien compensées de néphrite scléreuse, pourra présenter tous les symptômes de l'urémie calculeuse, à l'occasion d'une colique néphrétique.

L'existence de l'insuffisance fonctionnelle du rein nous semble donc indiscutable, et, d'ailleurs, nous devons être bien préparés à la possibilité de leur existence, par ce que nous savons des troubles fonctionnels du foie. Cassaët et Mongour, étudiant systématiquement, au cours de diverses intoxications, la glycosurie alimentaire, avaient très souvent obtenu des résultats positifs, très passagers, qu'on ne pouvait mettre que sur le compte d'un trouble fonctionnel de la cellule hépatique. De même, M. Gilbert a insisté avec nous sur l'existence d'une anhépatie fonctionnelle consécutive aux crises de colique hépatique. Il nous semble que les troubles d'imperméabilité rénale passagère, que nous avons essayé de mettre en lumière, sont tout à fait comparables à ceux qu'ont étudié Cassaët, Mongour, Gilbert et nous-même.

D'ailleurs, une observation tout à fait suggestive de M. A. Pousson vient de confirmer, tout récemment, l'existence de ces altérations passagères des fonctions rénales, dues sans doute à un trouble réflexe. Il s'agit d'une femme atteinte de néphrite hématurique unilatérale, avec diminution de la quantité des urines et du taux de l'urée, des chlorures et des phosphates, et avec des symptômes d'urémie. M. Pousson pratique la néphrotomie : aussitôt la quantité des urines se relève au-dessus de la normale, leur teneur en urée, en phosphates et surtout en chlorures augmente parallèlement et tous les accidents urémiques disparaissent. Cet état satisfaisant se maintient jusqu'à la fermeture de la plaie rénale, puis, peu à peu, la sécrétion des urines diminue à nouveau, leurs produits excrémentitiels se raréfient, et les phénomènes urotoxiques se reproduisent. C'est alors que, pensant que le retour des accidents tient peut-être à l'insuffisance de sa première intervention, M. Pousson procède à la néphrectomie. A partir du jour de cette intervention, les urines augmentent de quantité au point d'atteindre 1 l. 500, 2 l. et davantage ; l'urée s'élève à 15 et 20 gr.; les phosphates et les chlorures subissent une ascension proportionnelle, en même temps que cessent les vomissements, la céphalée, la dyspnée et autres manifestations de l'empoisonnement urémique.

Nous croyons, avec M. Pousson, qu'il s'agit, dans ce cas, d'une insuffisance fonctionnelle du rein resté sain, sous l'influence d'un réflexe parti du rein malade. Mais ce n'est qu'un cas particulier du processus général que nous avons envisagé dans ce chapitre, et qui nous a fait admettre l'existence et la fréquence des troubles fonctionnels de la perméabilité rénale.

CHAPITRE V

Perméabilité rénale et urémie

L'étude de la perméabilité rénale par la méthode du bleu de méthylène vient d'avoir une conséquence pour le moins imprévue, c'est de faire mettre en doute les rapports directs qui existent entre la perméabilité rénale et l'urémie.

A la suite d'une observation de M. Widal, rapportée dans la première partie de notre travail, et dans laquelle il s'agissait d'un urémique qui ne présentait aucun trouble de la perméabilité rénale au bleu de méthylène, on a discuté, à la Société médicale des hôpitaux, pour savoir s'il peut exister de l'urémie sans troubles de l'excrétion rénale.

Cette opinion a été soutenue et développée par Léon Bernard dans sa thèse : il rapporte deux cas, dans lesquels il existe des phénomènes urémiques, sans aucun trouble des fonctions externes du rein, et après avoir montré d'autre part qu'il peut exister des imperméabilités rénales très marquées qui ne s'accompagnent pas d'urémie, il en arrive à cette conclusion radicale, que l'on ne doit plus employer l'expression d'urémie, parce qu'elle n'a pas de signification précise. « Pour toutes ces raisons — dit-il — et pour toutes les discussions tant pathologiques que cliniques qui ont obscurci le terme d'urémie, il nous semble préférable de l'abandonner et, réserves faites des phénomènes qui dépendent de l'insuffisance fonctionnelle d'autres organes que le rein, de lui substituer le terme d'insuffisance rénale, comprenant elle-même deux syndromes à pathogénie distincte : le syndrome d'imperméabilité dû à l'insuffisance de la fonction externe et le syndrome de l'insuffisance des fonctions internes dont l'avenir précisera encore mieux les traits et le mécanisme. »

Ces rapports des troubles de la perméabilité rénale et de l'urémie sont du plus haut intérêt pathogénique et clinique, et nous avons pensé qu'il serait intéressant d'examiner, dans un chapitre d'ensemble, les résultats que nous a donnés l'étude de la perméabilité rénale au bleu de méthylène, dans tous les cas que nous avons eu l'occasion d'étudier. De nos observations, nous ne rapportons que celles où le diagnostic d'urémie était indiscutable. Elles sont au nombre de 26, qui se décomposent ainsi : 6 urémies à forme aiguë, 20 à forme chronique.

Elles nous ont permis d'envisager les rapports de la perméabilité rénale et de l'urémie, d'étudier les différents éléments pathogéniques qui interviennent dans la production de ce syndrome, et de montrer qu'en tant que syndrome, l'urémie mérite de conserver sa place clinique.

1° *Y a-t-il des troubles de la perméabilité rénale dans tous les cas d'urémie ?* — La première notion qui semble se dégager d'une façon indiscutable de l'étude de nos 26 cas d'urémie c'est que, dans tous, la perméabilité rénale au bleu de méthylène était diminuée.

Mais cependant, quel que soit le nombre de nos constatations, si un auteur apportait un cas d'urémie cliniquement non douteuse, avec perméabilité rénale conservée, il faudrait bien avouer que l'urémie peut exister sans aucun trouble de l'émonctoire rénal.

Nous nous sommes expliqué au sujet de l'observation de M. Widal. Nous croyons qu'il s'agit, dans ce cas, d'une urémie provoquée par une insuffisance rénale fonctionnelle et transitoire qu'avaient provoquée les excès alcooliques et le coup de froid, chez un homme atteint de néphrite syphilitique. Nous avons, en effet, dans le chapitre précédent montré l'existence et la fréquence de l'insuffisance rénale fonctionnelle. Nous avons vu, aussi, qu'elle a une tendance particulière à se produire chez les malades qui sont atteints de néphrite jusque-là bien compensée. On comprend facilement que, dans ces cas, où l'organisme tout entier lutte pour maintenir un bon équilibre, une imperméabilité rénale, même fonctionnelle et passagère, peut avoir pour conséquence la production d'une crise d'urémie, qui d'ailleurs, le plus souvent, sera passagère, comme l'imperméabilité fonctionnelle elle-même, et qui disparaîtra rapidement sous la simple influence du repos et du régime lacté.

Des crises d'urémie pouvant relever de cette pathogénie, nous en relevons deux dans nos observations. La 468e concerne un malade atteint de néphrite d'origine grippale ; ses lésions semblent bien compensées, le dosage complet de son urine montre une élimination suffisante et l'épreuve du bleu répétée plusieurs fois indique une perméabilité normale. Brusquement, le malade est pris de violentes douleurs dans le flanc droit, dues, sans doute, à une crise de coliques hépatiques ; le jour même, l'épreuve du bleu montrait un retard très notable dans l'apparition de la matière colorante et de son chromogène ; le lendemain, le malade présentait une crise d'urémie convulsive, à la suite de laquelle il tomba dans une somnolence dont on le faisait difficilement sortir. Ces symptômes s'amendèrent d'ailleurs très rapidement, et quatre jours après la crise de colique hépatique, le malade était très amélioré ; l'épreuve du bleu tentée de nouveau indiquait une perméabilité normale. Il semble bien, dans ce cas, que la crise d'urémie passagère était due à une insuffisance fonctionnelle du rein que nous n'aurions pas pu constater par l'épreuve du bleu, si nous avions attendu trois ou quatre jours pour faire l'injection.

La 469e observation est à peu près calquée sur celle de M. Widal. Il s'agit d'un malade atteint de néphrite syphilitique bien compensée, et chez lequel l'épreuve du bleu avait montré l'existence d'une perméabilité normale. Il sort de l'hôpital, un après-midi, boit de l'alcool, et dans une dispute reçoit des contusions multiples. On le ramène à l'hôpital et on lui fait presque immédiatement l'épreuve du bleu. Quoiqu'il fût dans le demi-coma, le début de l'élimination put être constaté par le cathétérisme de l'urèthre ; ce n'est qu'au bout de quatre heures qu'apparut le chromogène, tandis que le bleu passa vers la 6e heure. Le malade resta trois jours dans le demi-coma entrecoupé de temps en temps par des crises délirantes. Au quatrième jour, les symptômes urémiques s'étaient dissipés ; une nouvelle épreuve du bleu pratiquée montra que la perméabilité du rein était revenue à la normale.

Il semble que si, chez nos deux malades, on eût attendu trois ou quatre jours, après le début de leurs accidents, pour faire l'épreuve du bleu, on eût pensé que leur perméabilité était normale, quand, en réalité, tous les deux ont eu, à un moment donné, d'une façon passagère mais très marquée, des troubles de l'excrétion rénale ; nous supposons qu'il a dû en être de même pour le malade de M. Widal.

Quant aux deux observations de Léon Bernard, si nous nous en rapportons aux détails qu'il donne lui-même sur ses malades, nous constatons que le bleu était éliminé par l'un en quatre jours, par l'autre en neuf jours.

D'aprés ce que nous avons dit, en interprétant la durée de l'élimination, nous aurions conclu dans ces cas à un trouble de la perméabilité rénale. Nous devons ajouter d'ailleurs que, dans les deux observations, les symptômes de l'urémie étaient réduits au minimum. Le malade de l'observation XIII avait, pour tout symptôme urémique, de la dyspnée à type de Cheyne-Stokes, si discutable au point de vue pathogénique : c'était surtout, de l'avis même de Léon Bernard, un cardio-scléreux avec cœur dilaté, foie muscade et rein congestionné. Dans l'observation V, les signes de l'urémie sont caractérisés seulement par des céphalées assez fréquentes, des nausées sans vomissements et de la diarrhée passagère : si nous rappelons que, dans ce cas, le bleu a mis 9 jours à s'éliminer et si l'on veut bien admettre avec M. Achard et avec nous-même que l'élimination prolongée indique une gêne de l'excrétion, on conçoit que l'imperméabilité rénale constatée peut bien expliquer l'existence des symptômes urémiques.

En somme, nous n'avons pas eu l'occasion d'observer un seul urémique dont la perméabilité rénale fut normale ; nous ne pensons pas que, jusqu'à présent, il existe une seule observation indiscutable de ce genre. Aussi nous croyons-nous autorisé à dire que l'urémie s'accompagne toujours d'un trouble plus ou moins accentué de la perméabilité rénale.

2° *Il n'existe pas un rapport absolu entre le degré de l'imperméabilité rénale et l'apparition des accidents urémiques.* — Dans les observations d'urémie que nous publions, nous relevons, d'une part, trois cas dans lesquels la perméabilité rénale au bleu n'était presque pas diminuée (apparition du bleu et du chromogène au bout de deux heures, élimination pendant trois jours), et où cependant les signes d'urémie confirmée apparurent. Dans cinq autres de nos observations, l'épreuve du bleu fut faite, avant et après l'apparition des symptômes urémiques ; on put constater que les troubles de la perméabilité rénale ne varièrent ni en plus ni en moins, et cependant les accidents urémiques avaient apparu.

Enfin, dans un très grand nombre de cas de néphrites interstitielles, nous avons pu constater une imperméabilité extrêmement marquée, sans que cependant il existe d'autres signes d'urémie que ceux qui ont été décrits par Lecorché et Talamon sous le nom de petite urémie. Nos observations, d'ailleurs, ne sont pas isolées.

Léon Bernard étudiant « les rapports des manifestations dites urémiques et de la perméabilité rénale » classait ainsi les phénomèmes qu'il a observés : Les reins sont perméables, il n'y a pas de manifestations urémiques. — Les reins sont peu perméables et il existe des symptômes urémiques. — Il n'existe pas d'imperméabilité rénale, il existe des phénomènes urémiques. — La perméabilité rénale est très diminuée, il n'existe pas de symptômes urémiques.

Il concluait ainsi : « Par conséquent, l'auto-intoxication urémique ne semble pas dépendre exclusivement de l'imperméabilité rénale. »

Telle est également l'opinion de M. Widal. Je pense, — dit-il — que les troubles de l'élimination du bleu dans les néphrites ne sont pas toujours proportionnels au degré de la lésion rénale ou à l'intensité des symptômes urémiques. Tel malade atteint de néphrite interstitielle, en proie à des accidents de grande urémie, peut ne présenter qu'un retard et un prolongement relativement modéré de l'élimination du bleu ; tel autre ne souffrant que de petits accidents urémiques, tout prêts à subir une rétrocession rapide, présentera des troubles de l'élimination portés au maximum.

M. Merklen fait remarquer de même que « quand on envisage la longue tolérance du malade qui succombe avec des reins atrophiés, parfois réduits à l'état de moignons cicatriciels, on est bien amené à conclure que l'intoxication n'intervient que pour une part dans la pathogénie des accidents dits urémiques ».

De toutes ces observations et des nôtres, on doit conclure qu'il intervient dans la production de l'urémie d'autres facteurs que les troubles de la perméabilité rénale.

Peut-on supposer que ce soit l'insuffisance de la fonction interne du rein qui puisse expliquer les manifestations urémiques s'accompagnant d'une perméabilité rénale à peine diminuée? Déjà Brown-Sequard, puis Meyer de Nancy avaient cherché à prouver expérimentalement et cliniquement l'existence de ces troubles de la fonction interne du rein. Les essais opothérapiques faits par le professeur Dieulafoy, par Teissier et Frenkel, etc. semblent confirmer cette opinion.

Récemment, Léon Bernard a repris les expériences et les faits cliniques concernant les fonctions internes du rein et est arrivé à admettre l'existence d'un syndrome supposé lié à l'insuffisance de cette fonction. Il pense « qu'on y peut déjà ranger l'œdème et l'albuminurie ». Pour lui, par conséquent, le terme d'urémie devrait être remplacé par celui d'insuffisance du rein, comprenant elle-même l'insuffisance des fonctions d'émonction et des fonctions internes.

Il est difficile, à l'heure actuelle, de dire que tels ou tels symptômes de l'urémie peuvent relever des troubles de la fonction interne des reins, étant donné surtout, que, physiologiquement, l'existence de ces fonctions n'est pas précisée. Chatin et Guinard, étudiant récemment la sécrétion interne du rein, arrivent à conclure qu'aucun des faits expérimentaux et cliniques ne permet d'en admettre l'existence et à plus forte raison d'en connaître le rôle.

Il nous semble donc que, jusqu'à présent tout au moins, on ne puisse pas dire que, dans l'urémie, un groupe de symptômes sont sous la dépendance de l'insuffisance des fonctions internes du rein. Mais, comme nous avons vu qu'il n'y a pas un rapport absolu entre le degré de l'imperméabilité rénale et l'apparition des symptômes de l'urémie, il nous faut voir maintenant comment peuvent s'expliquer ces divergences.

3° *Essai pathogénique destiné à expliquer pourquoi les troubles de la perméabilité rénale et l'urémie ne marchent pas toujours de pair.* — Il faut, de toute nécessité, pour bien interpréter la pathogénie des urémies et comprendre quels éléments interviennent dans leur production, en dehors de l'imperméabilité rénale, il faut envisager séparément les urémies aiguës et chroniques.

a) *Dans l'urémie aiguë*, le fait qui domine la pathogénie c'est que les lésions rénales surviennent brusquement et entraînent l'imperméabilité, avant que le cœur ait eu le temps de s'hypertrophier, avant que les fonctions de suppléance aient pu s'organiser. L'insuffisance rénale domine d'autant plus la pathogénie qu'elle n'est pas compensée, mais il faut tenir aussi grand compte de l'infection et de l'intoxication qui ont produit la néphrite.

Quand l'urémie survient à la suite d'une infection générale de l'organisme et en particulier du rein par les toxines microbiennes les plus diverses, quand elle est due à une intoxication par le sublimé ou par tout autre poison agissant sur tous les organes, en même temps que sur le rein, on comprend facilement que les toxines de ces microbes, que les différents poisons retenus dans l'organisme contribuent à causer l'urémie. Ces idées ont été d'ailleurs admirablement exposées par M. Pierre Merklen dont nous adoptons pleinement les conclusions : « Qu'une néphrite aiguë massive survienne au cours d'une pneumonie, d'une grippe, d'une scarlatine, d'une fièvre typhoïde, déterminant des accidents autres qu'une simple occlusion des uretères, rien de plus compréhensible. Il n'y a pas seulement rétention des poisons organiques de l'urine, mais aussi des toxines microbiennes, dont certaines sont particulièrement nocives pour le système nerveux, sans parler des altérations simultanées du sang, du foie et d'autres organes ; c'est de l'urémie avec infection, et cela explique la gravité, le fracas des accidents. »

En somme, dans l'urémie aiguë, deux facteurs principaux interviennent : l'imperméabilité rénale et la toxi-infection avec leurs conséquences organiques. On comprend facilement que chacun des deux facteurs peut, dans un cas donné, être dominant et qu'il peut y avoir, par exemple, urémie avec petite imperméabilité et infection très marquée, ou bien, tout au contraire, avec infection atténuée et trouble très intense de la perméabilité rénale ; c'est d'ailleurs ce que nous apprend l'épreuve du bleu, en nous montrant que certains urémiques éliminent presque normalement leur bleu, tandis que d'autres ont des troubles très marqués dans son élimination.

b) La pathogénie des urémies chroniques est beaucoup plus complexe. — Deux notions dominent, à notre avis, la pathogénie des accidents :

La première, c'est qu'il existe toujours, au cours des néphrites chroniques, des organes vicariants qui viennent au secours du rein insuffisant. Dans les cas d'urémie lente, en effet, depuis de longues années, le rein n'est plus apte à remplir ses fonctions normales. Depuis très longtemps, les substances toxiques qui peuvent produire l'urémie sont en circulation dans l'organisme, mais elles n'y sont pas d'emblée en quantité suffisante pour susciter des accidents irrémédiables. Alors, l'économie a le temps d'organiser, pour ainsi dire, des procédés de défense en suppléant par ses autres organes à l'élimination rénale défectueuse.

La seconde notion que l'on doit avoir bien présente à l'esprit, pour comprendre la pathogénie des urémies lentes, c'est qu'à l'autopsie de ces malades, on trouve généralement dans les reins une quantité de glomérules et de tubes urinifères plus que suffisante pour assurer une dépuration rénale, compatible avec l'existence. Il y a donc lieu de supposer qu'il a dû exister, pour produire l'urémie, une cause surajoutée aux lésions chroniques des reins. Le type idéal de l'urémie lente serait, en effet, celle qui serait produite par une atrophie des reins, progressant d'une façon insensible jusqu'au jour où la quantité de substance rénale non détruite, ne soit plus suffisante pour le fonctionnnement normal de l'organisme. Cette urémie lente idéale survenant par simple atrophie ou destruction des éléments nobles du rein est bien rare, si même elle existe. Les différents observateurs, tant physiologistes que cliniciens sont tous d'accord pour enseigner qu'un très petit segment de rein peut suffire à l'organisme. M. Tuffier, par des opérations pratiquées dans le but de savoir jusqu'à quelles limites peut être poussée la suppression progressive des reins, a montré que des chiens pouvaient vivre avec un seul moignon de rein pesant 8 à 10 grammes. Reprenant ces expériences avec le concours habile et dévoué de M. Dujarier, prosecteur des hôpitaux, nous avons vu à deux reprises nos chiens vivre avec des moignons de rein pesant 15 grammes chez un chien de 8 kilogrammes, 12 grammes chez un chien de 9 kilogrammes. Nous ferons remarquer, d'ailleurs, que lorsque les animaux succombent à la suite d'une dernière opération, ce n'est pas d'urémie proprement dite qu'ils meurent, mais du fait même de leur opération que l'état de leur appareil rénal ne leur permet pas de supporter. Nous devons ajouter encore que les 10 ou 15 grammes de rein qui, après ces opérations, constituent la quantité minima nécessaire à l'existence, ne représentent pas 10 à 15 grammes de tissu normal, car l'examen histologique y montre du tissu scléreux assez abondant, dont la formation est due, sans doute, aux opérations successives pratiquées sur le rein. En résumé, on voit donc qu'il suffit expérimentalement d'une quantité très minime de rein pour éviter les accidents graves de l'urémie.

De même, chez l'homme : tous ceux qui ont fait de nombreuses autopsies de vieillards ont pu constater, chez des sujets morts d'une affection autre que l'urémie, des reins absolument atrophiés. Nous avons eu, pour notre part, l'occasion d'observer de nombreux faits de ce genre chez des vieillards de l'hospice d'Ivry, alors que nous étions l'interne de M. A. Gombault. Fréquemment, nous avons trouvé des reins très atrophiés et très scléreux à l'autopsie de malades qui n'avaient pendant la vie présenté aucun accident d'urémie. Le cas qui nous a le plus frappé dans cet ordre de faits, nous l'avons observé avec M. le docteur Baron (de Dijon), alors interne du service de M. Talamon. Il s'agissait d'une malade de 32 ans, à laquelle on avait enlevé chirurgicalement son rein gauche pendant son enfance, pour une affection dont nous n'avons pu préciser la nature. Depuis cette époque, la malade avait mené une existence absolument normale, sans présenter aucun accident urémique ; elle devint même enceinte. Sa grossesse et son accouchement se passèrent sans aucun incident, et ce ne fut que quelques semaines après ses couches, à l'occasion d'une grippe à forme thoracique d'apparence bénigne, qu'elle fut prise d'accidents convulsifs qui entraînèrent sa mort. L'autopsie montra que le rein unique pesait 35 grammes et que la substance rénale conservée était très notablement altérée et présentait des lésions diffuses de sclérose. La malade avait donc un moignon de rein très scléreux ne pesant que 35 grammes, et cependant elle avait pu continuer à vivre et même supporter les auto-intoxications de sa grossesse et les fatigues de son accouchement, sans présenter aucun accident d'insuffisance rénale.

Les faits cliniques et expérimentaux sont donc d'accord pour montrer que des quantités minimes de rein peuvent suffire aux fonctions rénales. Il semble donc, *a priori*, qu'à l'autopsie de malades morts d'urémie lente, on devrait toujours trouver les reins presque détruits et ne présentant plus que des parcelles de tissu noble. Or, ce n'est pas ce qui se passe dans la généralité des faits, et il suffit de faire des autopsies pour se rendre compte que, chez les malades qui ont succombé à l'urémie, le volume de la substance rénale est bien suffisant (surtout si on le compare au moignon de rein dont nous venons de parler) pour assurer l'élimination urinaire. Le professeur Renault arrive d'ailleurs à des conclusions analogues en se basant sur des examens histologiques. Dans divers cas de néphrite atrophique lente, il a compté les glomérules malades ; il n'en a, en moyenne, trouvé qu'un sur trois de manifestement hors de service. « Dans ces conditions, dit-il, tout le monde sait que la partie ne devrait pas être perdue pour la dépuration rénale. On peut enlever un rein, c'est-à-dire la moitié des filtres glomérulaires ; s'il en reste deux sur trois, à plus forte raison cette dépuration devrait-elle être assurée. »

Nous voilà donc arrivé à la compréhension des deux

points qui nous semblent essentiels pour expliquer la pathogénie des urémies lentes. Nous savons, d'une part, que la quantité de substance rénale trouvée aux autopsies aurait dû être plus que suffisante pour empêcher la production des accidents urémiques, et d'autre part qu'il existe de nombreux organes vicariants qui viennent au secours du rein insuffisant. Dans ces conditions, puisque le rein est loin d'être complètement insuffisant et puisque d'autres organes assurent avec lui la dépuration de l'organisme, comment expliquer que les urémies chroniques soient si fréquentes ?

Il faut évidemment admettre pour cela l'adjonction d'une cause surajoutée à la néphrite chronique. C'est l'opinion du professeur Dieulafoy qui s'exprime ainsi : « Voici, par exemple, un brightique chez lequel la lésion du rein marchait lentement, très lentement ; pourquoi cette lésion qui, la veille encore, permettait une dépuration urinaire suffisante, pourquoi cette lésion va-t-elle en quelques jours modifier la qualité et la quantité de l'urine et donner lieu aux grands accidents de l'urémie ? Et en supposant que cette lésion du rein soit assez avancée pour donner lieu à ces terribles accidents, comment expliquer alors que, ces accidents une fois conjurés, l'individu puisse presque recouvrer la santé et retrouver, pour un temps du moins, une dépuration urinaire suffisante ? Il est évident que la lésion du rein, à elle seule, ne peut pas toujours expliquer l'apparition plus ou moins rapide et la disparition plus ou moins complète des accidents urémiques. J'admets, pour ma part, qu'à cette lésion s'ajoutent à un moment donné d'autres facteurs. »

Ces autres facteurs seraient, pour le professeur Dieulafoy, soit une intoxication des cellules glandulaires du rein par le poison urinaire, soit un spasme du système vasculaire des reins.

C'est également la même opinion qu'enseigne le professeur Renault, qui insiste longuement sur le rôle que joue l'œdème du rein dans la fermeture du filtre émulgent.

Ces opinions soutenues par les professeurs Dieulafoy et Renault, nous semblent très exactes, en ce sens qu'elles expliquent comment, dans certains cas, une lésion qui permettait une dépuration rénale suffisante peut devenir tout d'un coup assez profonde pour rendre le rein imperméable et donner lieu à des accidents urémiques. Mais, si cette pathogénie nous semble vraie, elle ne nous paraît pas pouvoir s'appliquer à tous les cas d'urémie et particulièrement à ceux dans lesquels la perméabilité rénale ne varie pas alors qu'apparaissent les accidents d'urémie. Nous croyons, pour notre part, que l'urémie lente est le produit de deux ordres de facteurs : d'une part, la destruction progressive des éléments nobles du rein, qui restera pendant longtemps latente ou ne se traduira que par un ensemble de signes cliniques qu'on pourrait appeler symptômes révélateurs de l'insuffisance rénale ; d'autre part, une cause surajoutée, qui pourra atteindre soit le rein lui-même, comme l'enseignent les professeurs Dieulafoy et Renault, soit un des nombreux organes qui suppléent le rein.

Pour bien faire comprendre notre pensée, nous ne pouvons mieux faire que de comparer l'urémie lente à l'asystolie survenant au cours d'une lésion orificielle chronique du cœur. Considérons, par exemple, ce qui se passe chez un malade atteint d'insuffisance mitrale : le sang reflue à chaque systole dans son oreillette gauche ; il y a gêne dans la progression du sang qu'apportent les veines pulmonaires et excès de tension dans ces veines, puis dans le ventricule droit qui s'hypertrophie pour compenser la lésion de la valvule mitrale. Le cœur continue à fonctionner normalement, malgré la lésion mitrale, grâce à l'hypertrophie du ventricule droit. Mais on comprend que pour que le jeu cardiaque se maintienne régulier, il faut un fonctionnement normal de tous les organes qui sont en relation intime avec la circulation du cœur droit. Il est facile de supposer, en effet, que si, pour une raison même indépendante de l'état du cœur, la tension de l'artère pulmonaire s'élève, le cœur droit ne sera plus suffisant pour combattre la résistance nouvelle qui lui est opposée et il se produira une crise d'asystolie. C'est ce qui surviendra à l'occasion d'une inflammation du parenchyme pulmonaire, d'une simple bronchite même, c'est ce qui surviendra à l'occasion d'un trouble de la glande hépatique ou du tractus gastro-intestinal retentissant sur le poumon, par un réflexe vaso-constricteur des artérioles pulmonaires, comme l'avait supposé cliniquement le professeur Potain et comme l'ont bien prouvé les expériences irréfutables de M. François Frank.

Donc, dans le cours d'une lésion organique du cœur, l'asystolie survient non seulement à l'occasion d'un surmenage cardiaque, mais aussi à la suite d'un trouble dans le fonctionnement des organes qui sont chargés de maintenir l'équilibre circulatoire en compensant la lésion cardiaque. De même, dans l'urémie lente, les différents systèmes organiques se liguent pour s'opposer à l'intoxication et c'est grâce à la coalition de tous ces organes que la lésion rénale est compensée. Nous pensons, d'après les faits que nous avons observés, que l'urémie, comme l'asystolie, peut être causée par la défection de l'un quelconque des organes, sans que la lésion rénale ait progressé.

Cette notion de l'urémie, causée par la défection d'un des systèmes qui assure la défense de l'organisme, nous semble absolument essentielle pour répondre à la question posée par le professeur Dieulafoy au sujet des urémies lentes. Il se demandait « pourquoi une lésion qui, la veille, permettait une dépuration urinaire suffisante, peut donner lieu aux accidents les plus graves de l'urémie? » A cette question on peut répondre que ces phénomènes graves seront dus tantôt à une lésion du rein brusquement surajoutée, tantôt à une toxi-infection nouvelle de l'organisme, tantôt à une perturbation grave des organes qui, par leur bon fonctionnement, contribuaient à maintenir la compensation des lésions rénales. Nous ne pouvons pas étudier ici, en détail, toutes les altérations organiques qui, jointes aux lésions chroniques du rein, peuvent provoquer l'urémie sans que, cependant, les lésions rénales aient progressé. Qu'il nous suffise de dire que, dans de nombreuses observations que nous avons recueillies, nous avons vu l'urémie apparaître sans que la perméabilité rénale ait varié sous l'influence d'une légère intoxication ou encore de troubles cardiaques, pulmonaires, hépatiques, etc.

On comprend donc que, si l'urémie lente est sous la dépendance d'aussi nombreux facteurs surajoutés à l'imperméabilité rénale, il pourra se faire que l'épreuve du bleu, dans un cas donné d'urémie, montre une perméabilité peu diminuée : c'est qu'alors il se sera surajouté d'autres causes d'intoxication ou de mauvais fonctionnement d'un des organes vicariants. Que si, au contraire, la perméabilité est extrêmement diminuée, sans qu'il y ait des signes d'urémie confirmée, c'est qu'il n'y a pas d'intoxication surajoutée et que la compensation des lésions rénales est bien assurée par le jeu régulier de tous les organes.

En raison de la pathogénie si complexe des urémies, ne doit-on pas délaisser le vieux terme clinique d'urémie, sous prétexte que « les manifestations cliniques qui y rentrent obéissent à plusieurs mécanismes ; elles traduisent l'insuffisance fonctionnelle non seulement du rein, mais encore d'autres organes, ete n particulier du foie ».

Nous ne croyons pas, quant à nous, qu'il soit nécessaire d'abandonner le terme d'urémie qui, s'il n'est pas absolument scientifique, est commode pour classer toute une série de faits cliniques qui ont, à côté de grandes divergences, un point commun, à savoir : les troubles de l'excrétion rénale. Nous sommes persuadés (nous nous sommes d'ailleurs longuement expliqué sur ce point) que l'insuffisance rénale n'est pas tout dans la production de l'urémie et qu'il s'ajoute à l'imperméabilité des reins toute une série de facteurs qui, dans certains cas, deviennent prépondérants. Mais il ne faut pas oublier que l'urémie n'est qu'un syndrome et non une maladie dont étiologie, pathogénie, lésions et symptômes devraient toujours être identiques. Pour caractériser un syndrome morbide, pas n'est besoin de tous ces éléments : il suffit, pour qu'un syndrome mérite réellement son individualité, qu'il groupe des accidents qui peuvent être différents par toute une série de points cliniques ou pathogéniques, mais qui méritent cependant d'être réunis, en raison d'une donnée étiologique prédominante ou d'un symptôme commun qui existe dans tous les cas.

Prenons des exemples dans les différents ordres de syndromes : l'hématurie, par exemple, constitue un syndrome indiscutable, et cependant, si nous prenons différentes hématuries, nous constatons que tout est différent dans leur histoire : étiologie, pathogénie, anatomie pathologique, symptômes; un seul point est commun, le pissement de sang.

De même, l'asystolie peut survenir à la suite d'une série de maladies les plus variables, du cœur, des vaisseaux, des reins, du foie, etc.; les malades qui en sont atteints peuvent se présenter sous les types cliniques les plus divers : un seul point est commun à tous, c'est l'asthénie cardio-vasculaire, et encore, dans certains cas d'asystolies locales (hépatique, rénale, etc.), cette asthénie est-elle difficile à dépister, et cependant personne ne songe à remplacer par quelque autre terme ou à scinder en plusieurs types morbides le syndrome asystolique.

Il nous semble qu'il en est de même pour l'urémie : sous ce nom, on réunit des types cliniques bien différents, dont la pathogénie est loin d'être toujours la même, mais il existe toujours un fonds commun, facile à constater, c'est l'existence d'une lésion rénale ou de troubles de la perméabilité rénale. Mais, dira-t-on, tous les cas d'imperméabilité rénale ne s'accompagnent pas d'urémie, et quand éclate ce qu'on appelle l'urémie, on constate souvent des symptômes d'insuffisance hépatique ou cardiaque qui dominent la scène et laissent au second plan les lésions rénales! D'accord, mais n'en est-il pas de même pour l'asystolie? L'asthénie cardio-vasculaire ne s'accompagne pas forcément d'asystolie et quand ce syndrome est constitué, c'est souvent l'insuffisance rénale et hépatique qui en constitue les signes dominants. Et d'ailleurs, avant de sacrifier le terme d'urémie, faudrait-il encore pouvoir le remplacer : nous avons dit pourquoi on ne pouvait à l'heure actuelle accepter la division du syndrome en insuffisance des fonctions externes et internes; si bien qu'en somme le terme d'urémie nous semble être plus clair, moins hypothétique que ceux qui ont été proposés pour le remplacer et, jusqu'à nouvel ordre, nous croyons qu'il est nécessaire de le conserver.

CONCLUSIONS

Le bleu de méthylène injecté sous la peau d'un sujet même normal, est toujours — du moins pour les doses habituelles — réduit par le sang et transformé en un leuco-dérivé. C'est le rein qui se charge ensuite de transformer en substance colorante ce dérivé incolore du bleu. L'élimination de la matière colorante par l'urine, est uniquement facteur de l'état anatomique ou fonctionnel du rein, et jamais de l'activité réductrice des humeurs. Si la substance colorante n'est pas éliminée en nature, mais sous forme de chromogène, si elle ne colore pas l'urine dans les délais normaux, ou avec son rythme habituel, c'est le rein qu'il faut incriminer.

L'expérimentation, la clinique et l'anatomie pathologique nous ont appris que l'élimination retardée, lente et prolongée, indique un trouble fonctionnel ou une altération des glomérules et des vaisseaux. Le passage rapide et massif du bleu dans les urines, quand il existe en même temps des symptômes de néphrite, coïncide le plus souvent avec des altérations profondes des épithéliums nobles du rein. L'élimination du bleu sous forme presque exclusive de chromogène, mais dans les délais normaux, se rencontre en général dans les troubles fonctionnels passagers du rein ; l'épreuve du bleu peut donc, si elle est bien interprétée, renseigner non seulement sur la perméabilité rénale proprement dite, mais encore sur la fonction des épithéliums rénaux et le pouvoir oxydant du rein.

L'étude de la perméabilité rénale dans les diverses maladies a donné des résultats dont les *Accoucheurs* ont déjà profité pour interpréter le degré de gravité de l'albuminurie pendant la grossesse et pour rectifier la pathogénie de l'éclampsie, qui semble ne pas devoir être attribuée à une lésion primitivement rénale.

Les *Chirurgiens* ont demandé à l'épreuve du bleu, associée ou non au cathétérisme de l'uretère, de leur indiquer comment fonctionne un des reins, quand l'autre est atteint de tuberculose, de pyo-néphrose, de cancer, etc. ; ils arrivent ainsi à poser des indications opératoires beaucoup plus précises.

Dans les maladies médicales, l'étude systématique de la perméabilité rénale nous a permis de montrer que :

a) Dans les néphrites interstitielles, l'élimination du bleu de méthylène est en général retardée et prolongée, notion qui a été confirmée, à l'heure actuelle, dans quatre ou cinq cents observations venant de tous les points du monde médical.

b) Dans les néphrites parenchymateuses, l'état de la perméabilité du rein a donné lieu à de nombreuses discussions ; pour nous, d'après nos observations, il ne nous semble pas douteux que certaines néphrites cliniquement parenchymateuses présentent une élimination rapide et massive du bleu.

Mais, dans d'autres cas, où le diagnostic clinique est le même, l'élimination est cependant tardive et longtemps prolongée, avec passage de la matière colorante presque exclusivement sous forme de bleu. On ne peut pas dire, cependant, dans ces cas, qu'il s'agisse de néphrites parenchymateuses, devenues secondairement interstitielles, car nous avons vu des néphrites parenchymateuses éliminer le bleu de cette façon, dès le début de leur évolution. Nous croyons donc que, jusqu'à présent tout au moins, la division en néphrites épithéliales et interstitielles doit être basée exclusivement sur la clinique, et qu'il n'est pas plus juste de l'étayer sur la physiologie pathologique que sur l'aspect des lésions.

c) Les néphrites aiguës s'accompagnent presque toujours de troubles de la perméabilité rénale variant, sans doute, selon que les lésions portent principalement sur les glomérules ou sur les épithéliums. L'épreuve du bleu de méthylène pratiquée systématiquement pendant la convalescence permet de savoir comment évoluent les lésions rénales et quel régime on peut permettre au malade.

d) L'étude de la perméabilité rénale dans les infections, les intoxications et les maladies les plus diverses, nous a permis de montrer que la perméabilité rénale décelée par l'épreuve du bleu, met en relief un élément de pronostic indépendant des autres facteurs de gravité étudiés, en général, dans les toxi-infections, et que les troubles de la perméabilité rénale ne varient nullement d'une façon parallèle à la fièvre, à la dyspnée, à l'insuffisance cardiaque, à l'albuminurie, etc.

Si maintenant nous cherchons à résumer à grands traits les services qu'a déjà rendus et que peut rendre l'épreuve du bleu, nous voyons que :

Au point de vue pathogénique, elle a mis en relief deux constatations bien inattendues : à savoir que toutes les lésions du rein ne s'accompagnent pas de troubles de la perméabilité rénale, et qu'en revanche, les fonctions d'excrétion du rein peuvent être entravées en dehors de toute lésion rénale ; il s'agit là de troubles fonctionnels et passagers dont nous croyons avoir bien démontré l'existence. C'est encore l'épreuve du bleu de méthylène qui a contribué à mettre en relief ce point essentiel de la pathogénie des urémies tant aiguës que chroniques, à savoir que l'imperméabilité rénale n'était qu'un des nombreux facteurs qui concourent à la production de l'urémie. C'est lui qui donne au syndrome sa signature pathogénique, mais quelquefois il peut cliniquement passer au second plan.

Au point de vue clinique, l'épreuve est un excellent moyen de diagnostic des néphrites interstitielles latentes ou masquées par une cardiopathie. Elle permet aussi d'interpréter la valeur pronostique des différents types d'albuminurie, de surveiller l'évolution des lésions de la néphrite aiguë et des congestions rénales survenues au cours des maladies infectieuses. Si les troubles de la perméabilité rénale persistent longtemps après le début de la convalescence, on doit même, en l'absence d'albuminurie, redouter le passage des lésions à l'état chronique.

Le régime alimentaire doit de même être modifié d'après l'état de la perméabilité du rein; si elle est normale ou exagérée, il est inutile, malgré une albuminurie abondante, de maintenir les malades au régime lacté exclusif. Si l'élimination du bleu est prolongée sans qu'il y ait de retard dans l'apparition du bleu, on pourra encore permettre un régime lacté mitigé; que si, au contraire, le retard et la prolongation sont associés, on doit redouter l'apparition de l'urémie à la moindre cause d'intoxication surajoutée et surveiller par conséquent de très près le régime.

OBSERVATIONS

I. — Néphrites interstitielles.

A) Élimination très retardée du bleu et du chromogène avec élimination très minime de matière colorante.

Observation 1. — Gasc... Pierre, 71 ans. — *Néphrite interstitielle typique* vérifiée histologiquement. — Injection de bleu le 9 décembre 1897. — Début de l'élimination du chromogène, 6 heures, et du bleu, 7 heures après l'injection. — Pas de maximum net d'élimination, teinte à peine bleue, ne s'exagérant pas par l'ébullition en présence de l'acide acétique. — Disparition du bleu, au bout de 20 heures.

Observation 2. — Ver... Victor, 62 ans. — *Néphrite interstitielle.* — Injection de bleu le 25 mars 1898. — Début de l'élimination du bleu et du chromogène, au bout de 5 heures. — Pas de maximum de coloration, teinte faible. — Disparition du bleu, 22 heures.

Observation 3. — Carl... Jean, 58 ans. — Injection le, 2 novembre 1898. — Début du chromogène et du bleu, 6 heures après l'injection. — Pas de maximum, coloration toujours faible. — Disparition, 18 heures. — Autopsie montre des reins atrophiques types.

Observation 4. — Amer... Émile, 64 ans. — *Néphrite interstitielle.* — Injection le 4 septembre 1897. — Début du chromogène, 4 heures. — Du bleu, 5 heures. — Léger maximum à la 12e heure. — Disparition de toute coulenr à la 18e heure.

Observation 5. — Fel... Jeanne, 52 ans. — *Néphrite interstitielle* vérifiée par l'autopsie. — Injection le 28 août 1897. — Début du chromogène et du bleu, 12 heures. — Pas de maximum. — Disparition du bleu 25 heures après l'injection.

Observation 6. — Hat... Victorine, 47 ans. — *Néphrite interstitielle.* — Injection le 22 septembre 1899. — Début du chromogène, 6 heures. —Du bleu, 7 heures. — Pas de maximum. — Disparition du bleu, 18e heure.

B) Élimination prolongée, mais sans retard très marqué.

Observation 7. — Let... Jules, 39 ans. — *Néphrite interstitielle* vérifiée à l'autopsie. — Injection le 4 août 1898 à midi. — Apparition du chromogène et du bleu, 1 heure 1/2 après l'injection. — Pas de maximum, teinte constamment faible. — Disparition du bleu, le 18 août à 10 heures, c'est-à-dire 14 jours après l'injection.

Observation 8. — Jap... Guillaume, 74 ans. — *Néphrite interstitielle* diagnostiquée cliniquement et histologiquement. — Injection le 22 mars 1898 à 11 heures. — Apparition du chromogène et du bleu, 1 heure 1/2 après. — Maximum, faible toutefois, à la 146e heure. — Disparition, le 2 avril, à midi, c'est-à-dire 11 jours après l'injection.

Observation 9. — Baup... Gédéon, 71 ans. — *Néphrite interstitielle* vérifiée à l'autopsie. — Injection le 25 avril 1898, à midi. — Début de l'élimination, 2 heures après. — Pas de maximum. — Fin de l'élimination le 5 mai, c'est-à-dire 10 jours après.

Observation 10. — Jac... Émile, 49 ans. — *Néphrite interstitielle typique.* — Injection le 12 octobre 1897, à midi. — Début de l'élimination, 1 heure 1/2 après. — Pas de maximum de teinte. — Fin de l'élimination le 24 octobre à 3 heures de l'après-midi, c'est-à-dire 12 jours après.

Observation 11. — Ver... Anatole, 62 ans. — *Néphrite interstitielle.* — Injection le 22 septembre 1897, à 11 heures. — Début de l'élimination, 1 heure. — Teinte constamment faible. — Fin de l'élimination 9 jours après, le 1er octobre, à 4 heures après-midi.

Observation 12. — Pet... Odilon, 29 ans. — *Néphrite interstitielle.* — Injection le 29 août 1898, à midi. — Début de l'élimination, 1 heure 1/4 après. — Pas de maximum. — Disparition du bleu 10 jours après, le 8 septembre.

Observation 13. — Pet... Amélie, 27 ans. — Injection le 9 décembre 1898. — Bleu et chromogène au bout d'une 1/2 heure. — Pas de maximum. — Disparition, le 6e jour.

Observation 14. — Alb... Alphonse, 47 ans. — *Néphrite interstitielle typique.* — Injection le 12 juin 1898. — Chromogène au bout d'une 1/2 heure. — Bleu, 1 heure 1/2. — Pas de maximum. — Disparition, le 7e jour.

Observation 15. — Mer... Alfred, 36 ans. — *Néphrite interstitielle.* — Injection de bleu le 25 juillet 1888. — Bleu au bout de 1 heure. — Pas de maximum. — Disparition, le 5e jour.

Observation 16. — Jol... Paul, 57 ans. — *Néphrite interstitielle.* — Injection de bleu le 19 mars 1898. — Bleu au bout de 1 heure 1/2. — Faible maximum à la 232e heure. — Disparition, le 10e jour.

Observation 17. — Trop... Jean, 62 ans. — *Néphrite interstitielle.* — Injection le 2 mai 1898. — Début de l'élimination, 1 heure après. — Coloration uniformément faible. — Disparition, le 9e jour.

Observation 18. — Ros... Caroline, 63 ans. — *Néphrite interstitielle.* — Injection le 13 janvier 1899. — Apparition du bleu au bout d'une heure. — Disparition, le 8e jour.

Observation 19. — Juill... 53 ans. — *Néphrite interstitielle.* — Injection le 4 février 1899. — Début de l'élimination au bout d'une 1/2 heure. — Maximum faible de la 4e à la 8e heure, — Durée de l'élimination, 5 jours.

Observation 20. — Lend... Pierre, 47 ans. — *Néphrite saturnine.* — Injection le 12 février 1899. — Début de l'élimination au bout de 1 heure. — Pas de maximum. — Durée, 8 jours,

Observation 21. — Lenorm... 31 ans. — *Néphrite saturnine.* — Injection le 5 septembre 1898. — Début, 1 heure. — Pas de maximum. — Disparition, le 6e jour.

Observation 22. — Tes... Auguste, 53 ans. — *Néphrite saturnine.* — Injection le 8 juillet 1898. — Début, une 1/2 heure. — Pas de maximum. — Durée, 7 jours.

Observation 23. — Grail... Antoine, 52 ans. — *Néphrite interstitielle.* — Injection de bleu le 5 mai 1898. — Début, une 1/2 heure. — Pas de maximum. — Disparition, le 6e jour.

Observation 24. — Denav..., 54 ans. — *Néphrite interstitielle.* — Injection le 31 décembre 1898. — Début, une 1/2 heure. — Pas de maximum. — Disparition, le 6e jour.

Observation 25. — Dem... Joseph, 70 ans. — *Néphrite interstitielle.* — Injection de bleu le 10 août 1898. — Début, chromogène 3/4 d'heures, bleu 1 heure 1/4. — Teinte uniformément faible. — Disparition, le 6e jour.

Observation 26. — Dub... Léonie, 37 ans. — *Néphrite interstitielle.* — Injection de bleu le 9 juillet 1898. — Début, une 1/2 heure. — Pas de maximum. — Durée, 14 jours.

Observation 27. — Cons..., 56 ans. — *Néphrite interstitielle.* — Injection de bleu le 15 novembre 1898. — Début, 1/2 heure. — Pas de maximum. — Disparition, le 6e jour.

Observation 28. — Thierc... Marie, 68 ans. — *Néphrite interstitielle.* — Injection le 26 août 1898. — Début, chromogène (1/2 heure), bleu (1 heure). — Pas de maximum. — Disparition, le 10e jour.

Observation 29. — Zab... Léonie, 50 ans. — *Néphrite interstitielle.* — Injection 30 septembre 1898. — Début, 1/2 heure. — Teinte uniformément faible. — Durée, 8 jours.

C) Élimination retardée et prolongée.

Observation 30. — Golé... Georges, 64 ans. — *Néphrite interstitielle* vérifiée à l'autopsie. — Injection de bleu le 18 mai 1898. — Apparition au bout de 2 heures 1/2. — Maximum très faible au bout de 6 heures. — Disparition le 6e jour.

Observation 31. — Tol... Édouard, 72. — *Néphrite interstitielle* vérifiée histologiquement. — Injection de bleu le 2 janvier 1899. — Apparition au bout de 4 heures. — Teinte légèrement bleue sans maximum. — Durée, 9 jours.

Observation 32. — Rol... Louis, 60 ans. — *Néphrite saturnine* avec lésions interstitielles vérifiées à l'autopsie. — Injection de bleu le 18 août 1898. — Début de l'élimination au bout de 2 heures 1/2. — Teinte uniformément faible. — Le malade meurt urémique au 10e jour éliminant encore du bleu.

Observation 33. — Diss..., 85 ans. — *Néphrite atrophique* lente vérifiée à l'autopsie. — Injection le 23 octobre 1898. — Début de l'élimination au bout de 2 heures 3/4. — Très peu de bleu éliminé. — Disparition, le 9e jour.

Observation 34. — Taup... Jean, 42 ans. — *Néphrite interstitielle.* — Injection de bleu le 8 janvier 1899. — Apparition du bleu au bout de 2 heures. — Pas de maximum. — Durée, 9 jours.

Observation 35. — Red... Victor, 75 ans. — *Néphrite interstitielle.* — Injection de bleu le 15 janvier 1899. — Début de l'élimination 2 heures après. — Teinte uniformément faible. — Durée, 8 jours.

Observation 36. — God... Pierre, 74 ans. — *Néphrite interstitielle.* — Injection de bleu le 10 février 1899. — Début de l'élimination au bout de 2 heures. — Pas de maximum. — Durée, 8 jours.

Observation 37. — Ley... Emilie, 70 ans. — *Néphrite interstitielle*, morte urémique, pas d'autopsie. — Injection de bleu le 28 décembre 1898. — Début, chromogène 2 heures, bleu 3 heures. — Peu de bleu éliminé. — Disparition le 6e jour.

Observation 38. — Mich... Hortense, 62 ans. — *Néphrite interstitielle.* — Injection de bleu le 10 juin 1898. — Début de l'élimination, 2 heures 1/2. — Pas de maximum. — Disparition, le 5e jour.

Observation 39. — Garr... Jean, 50 ans. — *Néphrite saturnine.* — Injection le 10 décembre 1898. — Début du chromogène 1 heure, du bleu 2 heures. — Teinte uniformément faible. — Disparition, le 5e jour.

D) Néphrites interstitielles vérifiées a l'autopsie et dont le diagnostic n'a pu être porté que par l'épreuve du bleu.

Observation 40. — Bich..., 42 ans. — *Insuffisance aortique* avec crises d'angine de poitrine, pas d'albuminurie ni de petits signes du mal de Bright. — Injection de bleu le 2 septembre 1898. — Début de l'élimination, 1 heure. — Teinte uniformément faible. — Durée 6 jours. — A l'autopsie pratiquée quelques mois plus tard, on trouve des reins typiques de néphrite atrophique lente.

Observation 41. — Zoy... Henri, 44 ans. — *Insuffisance aortique.* — Aucun soupçon de néphrite. — Injection du bleu le 22 septembre 1897. — Début de l'élimination, 3 heures. — Pas de maximum. — Durée, 8 jours. — L'autopsie montra qu'il existait une néphrite interstitielle des plus typiques.

Observation 42. — Rat... Georges, 38 ans. — Entré à l'hôpital dans le coma avec une température de 40°. — Le diagnostic porté était *fièvre infectieuse* de nature indéterminée. — Injection de bleu après avoir mis une sonde dans l'urèthre. — Le début de l'élimination, 4 heures après, fait penser à une lésion rénale et à l'urémie. Une abondante saignée pratiquée à ce moment fait sortir le malade de sa torpeur. — Le bleu est éliminé sans maximum. — 6 jours après, quand le malade mourut, ses urines étaient encore teintées. — Ses reins présentaient toutes les lésions de la néphrite atrophique lente la plus prononcée.

Nous ne rapportons ici que ces trois observations, car l'autopsie, dans ces cas, a suivi de près l'épreuve du bleu, et qu'on ne peut objecter que le malade a pu acquérir ses lésions rénales après que fut faite l'épreuve du bleu. Mais, en réalité, si nous voulions rapporter tous les cas cliniques et ceux que nous a permis de vérifier ultérieurement l'anatomie pathologique, dans lesquels seule l'épreuve du bleu nous a permis de porter le diagnostic, ce n'est pas trois cas, mais une cinquantaine que nous devrions rapporter.

II. — Néphrites parenchymateuses.

A) Période d'état de la néphrite parenchymateuse se présentant avec tous ses signes cliniques propres, sans adjonction d'aucun symptôme de néphrite interstitielle.

Dans 3 cas dont l'un fut suivi d'autopsie, la perméabilité rénale était très nettement diminuée.

Observation 43. — Kat... Alexis, 29 ans, entré à l'hôpital le 15 août 1899 avec un *œdème* considérable des membres inférieurs et de la paroi abdominale lui rendant tout travail impossible. Il nous raconte que, cinq ans auparavant, il a eu une pneumonie très grave à la suite de laquelle il a conservé de l'albumine dans ses urines, pendant plusieurs mois. Il s'est mis au régime lacté dans l'espoir de faire diminuer son albumine, mais voyant qu'il n'y réussissait pas et que d'ailleurs son albuminurie était compatible avec une excellente santé, il avait cessé de se soigner, trois mois environ après la fin de sa pneumonie. Depuis lors il a eu de temps en temps, quand il marchait trop, de l'œdème des membres inférieurs, mais il n'avait pas encore été obligé d'entrer à l'hôpital. Lors de son entrée, les signes de néphrite qu'il présente sont exclusivement : œdème des membres inférieurs et de la paroi abdominale ; bouffissure de la face ; albuminurie (6 grammes par 24 heures) ; dyspnée survenant par crises.

Pas d'hypertension artérielle, pas de bruit de galop : c'est un type de néphrite parenchymateuse et cependant trois fois nous lui avons fait l'épreuve du bleu, et trois fois nous lui avons trouvé une perméabilité rénale très diminuée.

1re *épreuve*, le 18 août. — Début de l'élimination, 3 heures pour le chromogène, 4 heures pour le bleu. — Maximum à la 32e heure. — Durée de l'élimination, 4 jours.

2e *épreuve*, le 25 août. — Début de l'élimination, 2 heures pour le chromogène 4 heures pour le bleu. — Pas de maximum de coloration. — Durée de l'élimination, 5 jours.

3e *épreuve*, le 5 septembre. — Début de l'élimination, 3 heures pour le bleu et le chromogène. — Maximum peu intense à la 26e heure. — Disparition au bout de 4 jours.

Observation 44. — Los... Jules, 34 ans, entré à l'hôpital le 25 décembre 1898, avec des symptômes de *grippe* compliquée de néphrite. — Les symptômes de grippe disparaissent, mais la néphrite persiste sans fièvre. A la fin de janvier, le malade qui, depuis près d'un mois, est apyrétique et ne peut pas être considéré comme atteint de néphrite aiguë, présente tous les symptômes de la néphrite parenchymateuse la plus nette : OEdème considérable des membres inférieurs, de la paroi abdominale et de la face. Urines rares (850 grammes en

24 heures) contenant des cylindres épithéliaux, et 8 grammes d'albumine par litre. — Pas de symptômes urémiques, pas de bruit de galop, pas d'hypertension artérielle.

L'épreuve du bleu fut pratiquée 4 fois et donna toujours des résultats sensiblement les mêmes, c'est-à-dire : Début de l'élimination retardé (3 ou 4 heures). — Maximum à peine marqué et tardif (20 à 25 heures). — Prolongation de l'élimination (5 à 6 jours).

Observation 45. — Long... Victor, 37 ans. — N'ayant absolument aucune tare dans ses antécédents héréditaires ou personnels, entre à l'hôpital pour une *pneumonie franche aiguë*. — Albuminurie de peu d'intensité pendant la période d'état de son infection, — Convalescence s'annonce parfaite au 7e jour, et l'on commence à alimenter le malade, quand peu à peu, vers le 12e jour apparaît de l'œdème à la face puis aux membres inférieurs, au scrotum, à la paroi abdominale et sur tout le corps. Les urines diminuent d'abondance, demeurent foncées, sans que le malade présente la moindre réaction fébrile. On le met alors au régime lacté et l'albumine semble diminuer; pendant une huitaine de jours les symptômes semblent s'améliorer. Mais rapidement le malade a de l'intolérance gastrique, il ne peut plus supporter son lait qu'on est obligé de lui remplacer par une alimentation modérée (légumes et œufs). — Les symptômes s'accentuent alors de jour en jour, quoi qu'on fasse, car si l'on donne des légumes et des œufs, l'albumine paraît augmenter, mais si l'on met de nouveau le malade au régime lacté, il recommence à avoir des symptômes d'urémie gastro-intestinale.

Les œdèmes augmentent : le malade présente des symptômes d'hydrothorax double, les bruits du cœur sont très sourds, comme s'il existait du liquide dans la cavité pericardique, et le malade cachectisé meurt au milieu de symptômes dyspnéiques qui déterminent chez lui l'asphyxie.

A aucun moment de sa maladie il n'a eu ni hypertension artérielle ni bruit de galop; toujours ses urines ont été rares, hautes en couleur, contenant des cylindres et beaucoup d'albumine. C'est un type de néphrite épithéliale.

L'*autopsie* nous montre deux reins blancs volumineux, pesant chacun 340 grammes. Les séreuses contiennent toutes du liquide; le cœur n'est pas hypertrophié. C'est encore un type nécroscopique de néphrite parenchymateuse, d'autant plus que l'étude histologique des reins montre que les lésions sont presque exclusivement localisées sur les *tubuli contorti* dont les épithéliums présentent de la dégénérescence granuleuse et graisseuse avec disparition du noyau qui n'est plus décelable par aucun colorant.

L'épreuve du bleu cependant, pratiquée à 4 reprises, avait donné les résultats suivants :

Début, 2 fois à la 4e heure, une fois à la 3e, une fois à la 5e. — Éliminatiou lente, sans maximum. — Disparition, 2 fois en 7 jours, une fois en 5 et l'autre en 6. — Il s'agissait donc d'une perméabilité rénale très diminuée, au cours d'une néphrite parenchymateuse.

Dans 3 cas de néphrite parenchymateuse, en revanche, la perméabilité fut trouvée normale ou exagérée.

Observation 46. — Get... Émilie, 35 ans,. — *Néphrite parenchymateuse typique.* — Épreuve du bleu, le 15 avril 1898. — Début de l'élimination, 1 heure. — Durée de l'élimination, 56 heures. — Par conséquent, élimination normale.

Observation 47. — Lar... Ernest, 28 ans. — *Néphrite parenchymateuse* au cours de la période secondaire de la syphilis. — Épreuve du bleu, le 4 octobre 1897. — Début de l'élimination, 1/4 d'heure. — Maximum entre la 1re et la 4e heure. — Durée, 20 heures, avec une teinte extrêmement foncée. — Par conséquent, perméabilité exagérée.

Observation 48. — Jen... Édouard, 47 ans. — *Néphrite parenchymateuse* de cause inconnue. — Épreuve du bleu, le 15 août 1898. — Début de l'élimination, 1/2 heure, d'emblée très intense et se maintenant extrêmement colorée jusqu'à la 6e heure. — Durée, 22 heures. — Perméabilité exagérée.

B) STADE D'ATROPHIE SECONDAIRE : ON TROUVE DES SYMPTÔMES DE NÉPHRITES INTERSTITIELLES ET PARENCHYMATEUSES.

6 cas absolument semblables les uns aux autres (obs. 49 à 56) dans lesquels il existe un œdème très marqué des membres inférieurs, de la paroi abdominale et des bourses, une albuminurie abondante avec urines dépassant 1l 1/2, tension artérielle exagérée et bruit de galop. Dans tous les cas, l'élimination du bleu fut semblable à ce que nous l'avons trouvée dans nos 42 observations de néphrite interstitielle ; c'est-à-dire :

Début retardé (entre 2 heures et 5 heures). Dans un seul cas le début ne fut pas retardé, mais les autres signes d'imperméabilité existaient. — Pas de maximum d'élimination : teinte des urines toujours faiblement colorée. — Prolongation considérable de l'élimination, variant entre 5 et 10 jours.

III. — Dégénérescence amyloïde

Observation 57. — Bert... André, 32 ans. — *Coxalgie* d'ancienne date avec fistules intarissables. 20 à 30 grammes d'albumine en 24 heures, 5 à 7 litres d'urine. — Épreuve du bleu pratiquée le 27 mars 1898. — Début de l'élimination 1/4 d'heure après l'injection avec une intensité considérable, eu égard surtout à la grande quantité d'urine. — Maximum, de la 1re à la 4e heure. — Durée de l'élimination : 18 heures.

Quelques jours après, le malade meurt ; ses reins présentent des lésions typiques de dégénérescence amyléide.

Observation 58. — Gatl... Joseph, 42 ans. — *Tuberculose pleuro-pulmonaire et testiculaire.* — Urines, 2 à 3 litres par 24 heures contenant 10 à 15 grammes d'albumine. L'autopsie montre des lésions très manifestes de dégénérescence amyloïde. Épreuve du bleu pratiquée le 2 juin 1898. — Début de l'élimination, 20 minutes. — Maximum entre 2e et 4e heure. — Disparition en 20 heures.

Observation 59. — Hat... Joachim, 39 ans. — *Tuberculose vertébrale* avec volumineux abcès par congestion. 4 à 5 litres d'urine contenant 12 grammes d'albumine. L'autopsie montre la réalité de la dégénérescence amyloïde. Injection du bleu le 22 décembre 1897. — Début de l'élimination un 1/4 d'heure. — Maximum, entre la 1re et la 3e heure. — Disparition, 25e heure.

Observation 60. — Thom... Léonie, 37 ans. — *Tuberculose pleuro-pulmonaire et costale.* — 3 litres d'urine, 15 grammes d'albumine en 24 heures. — Début de l'élimination, une 1/2 heure. — Maximum, entre 2e et 4e heure. — Disparition, 22 heures. L'autopsie montra la réalité des lésions amyloïdes.

IV. — Néphrites aigües

Observation 61. — Alb... Jean, 22 ans. — *Néphrite a frigore typique.* — Entré à l'hôpital le 22 août 1898, au cinquième jour de sa néphrite aiguë. Peu de jours après son entrée, la fièvre que présentait le malade disparaissait en même temps que son œdème des membres inférieurs ; la crise polyurique apparaissait le 30 août, l'albumine disparaissait des urines et tout rentrait dans l'ordre. Épreuve du bleu faite deux fois montre que la perméabilité est sensiblement normale.

Le 24 août. — Début de l'élimination une 1/2 heure après l'injection. — Maximum, de 4 à 6 heures après. — Disparition, en 62 heures.

Le 3 septembre. — Début de l'élimination une 1/2 heure après l'injection. — Maximum, de 5 à 7 heures après. — Disparition, 60 heures.

Le malade revu à plusieurs reprises est très bien portant et ne présente aucun reliquat de son ancienne néphrite.

Observation 62. — Pert... Albert, 31 ans. — *Néphrite aiguë* à la suite d'une chute dans la Seine. Le soir même, douleurs lombaires, fièvre ; dès le lendemain, diminution des urines et œdème des membres inférieurs. — Entré 4 jours après à l'hôpital, le 21 novembre 1897 ; il urine en 24 heures 250 grammes d'urine contenant beaucoup d'albumine, des hématies et des cylindres. — Injection de bleu le 22. — Début de l'élimination au bout de 1 heure 1/2 pour le chromogène, de 7 heures pour le bleu. — Pas de maximum, le bleu n'est éliminé que sous forme de trace. L'élimination du chromogène est drolongée pendant 3 jours.

Pendant que le malade élimine encore du chromogène, il est pris de crises d'urémie convulsive et meurt le 26. Les reins présentent des lésions diffuses aiguës portant sur les épithéliums et sur les glomérules.

Observation 63. — Ist... Émilienne, 26 ans. — Entrée à Tenon le 12 décembre 1897, pour une *grippe à forme thoracique*. Quelques jours plus tard, les urines diminuent d'abondance, se réduisent à 500 grammes par 24 heures, deviennent couleur bouillon sale et contiennent des cylindres et des hématies. De l'œdème apparaît aux membres inférieurs, qui remonte rapidement à la paroi abdominale. L'épreuve du bleu pratiquée le 18 donne les résultats suivants : Début de l'élimination du chromogène au bout de 2 heures et du bleu au bout de 2 heures 1/2. — Maximum, pas net. — Durée de l'élimination, de 30 heures pour le bleu et de 4 jours pour le chromogène.

Au douzième jour de la néphrite, il se produit une crise polyurique et azoturique, l'albumine diminue puis devient nulle, les œdèmes disparaissent. — Une nouvelle épreuve du bleu est pratiquée le 29. — Début de l'élimination, une 1/2 heure. — Maximum, de la 6e à la 8e heure. — Disparition, 65 heures.

La malade sortit guérie de l'hôpital et depuis lors n'a présenté aucun symptôme morbide, faisant supposer qu'il lui reste des lésions provoquées par son ancienne néphrite.

Observation 64. — Dod... Jean, 20 ans. — *Néphrite aiguë typique*, ayant débuté par une amygdalite phlegmoneuse. — Entré à Cochin le 28 mars 1898. — Épreuve du bleu le 29. — Début de l'élimination du bleu et du chromogène au bout de 3 heures. — Élimination très peu marquée du bleu qui disparaît à la 12e heure et du chromogène qui n'existe plus à partir de la 15e heure.

Le 10 avril, le malade qui n'a plus de fièvre, continue à présenter de l'œdème des membres inférieurs, de la bouffissure de la face, et 6 grammes d'albumine par 24 heures. Nouvelle épreuve du bleu. — Début de l'élimination du bleu, 1/4 d'heure. — Maximum très intense de la 2e à la 4e heure. — Élimination très considérable, terminée à la 22e heure.

Le malade voulut sortir de l'hôpital quoique non guéri et présentant encore des signes de néphrite parenchymateuse. Nous n'avons pas pu l'examiner depuis lors, mais nous avons su, par son entourage, qu'il avait été obligé de faire de nombreux séjours à l'hôpital, toujours pour les mêmes accidents.

Observation 65. — Paum... Emma, 32 ans. — *Néphrite aiguë typique*, d'origine grippale. — Entrée à l'hôpital le 25 mars 1898. — Épreuve du bleu le 27 mars. — Début de l'élimination du chromogène, 2 heures ; du bleu, 3 heures. — Maximum, assez marqué vers la 18e heure. — Disparition le 4e jour.

Tous les symptômes de néphrite s'amendent rapidement et seize jours après son entrée à l'hôpital, la malade, qui ne présente plus ni œdème, ni albuminurie, ni cylindres, ni troubles urémiques d'aucune sorte, demande à sortir de l'hôpital. On lui fait auparavant une seconde injection de bleu. — Début de l'élimination, 1 heure 1/2. — Maximum, entre 18e et 22e heure. — Durée de l'élimination, 4 jours.

Depuis que la malade est sortie de l'hôpital elle n'a présenté aucun trouble pouvant faire penser qu'elle est atteinte de néphrite chronique. Toutefois elle a une hypertension assez notable (21 au sphygmo-manomètre de Potain) et elle est pollakiurique et polyurique. Ses urines, pâles et peu denses, ne contiennent ni albumine ni uro-hématine. — Épreuve du bleu faite le 5 mai 1900. — Début de l'élimination, 2 heures. — Pas de maximum net. — Durée de l'élimination, 6 jours.

Nous croyons à l'existence d'une néphrite interstitielle encore suffisamment compensée.

Observation 66. — Ast... William, 16 ans. — *Néphrite à frigore* des plus typiques. Durée de la période aiguë, 18 jours. Sort guéri 32 jours après son entrée à l'hôpital, et cependant, l'étude de sa perméabilité rénale nous fait émettre des doutes sur la *restitutio ad integrum* de sa lésion, et l'évolution ultérieure du malade nous a fait voir que notre pronostic, basé uniquement sur l'étude de la perméabilité rénale au bleu de méthylène, n'était pas erroné.

1re *épreuve*. — En pleine période aiguë, le 15 octobre 1897. — Début de l'élimination, 2 heures pour le chromogène; 4 heures pour le bleu. — Maximum très peu net. — Durée de l'élimination, 12 heures pour le bleu; 2 jours pour le chromogène.

2e *épreuve*. — Lorsque le malade demande à sortir de l'hôpital, le 12 novembre, alors qu'il n'a plus absolument aucun signe de néphrite. — Début, pour le bleu et le chromogène, 2 heures. — Maximum, entre 22e et 30e heure. — Durée de l'élimination, 4 jours.

3e *épreuve*. — 2 mois plus tard, le malade continue à n'avoir aucun signe de néphrite chronique. — Début de l'élimination, 2 heures 1/2. — Maximum très peu marqué. — Durée de l'élimination, 3 jours.

4e *épreuve*. — Le 1er juin 1900, près de trois ans après la néphrite aiguë. — Début de l'élimination, 2 heures. — Pas de maximum. — Durée de l'élimination, 5 jours. — Mais, lors de ce nouvel examen, le malade présentait, cette fois, des signes cliniques indubitables de néphrite atrophique lente. — Urines abondantes et pâles contenant de l'uro-hématine. — Tension artérielle exagérée (22 au spygmo-manomètre Potain). Bruit de galop gauche. L'étude de la perméabilité rénale nous avait donc permis de prédire de longue date l'évolution d'une néphrite chronique.

V. — Perméabilité rénale dans les infections.

1° Perméabilité rénale au cours de la fièvre typhoïde. — 25 observations (65 a 91)

A) *Au cours de la période d'état.* — Elimination du bleu selon le type absolument normal, 3 cas. Évolution très bénigne.

Élimination massive du bleu (apparition plus rapide, disparition à la 20e heure), 2 cas dont la guérison fut ultérieurement absolument complète.

Élimination sous forme exclusivement ou presque exclusivement chromogénique, 15 observations.

Deux de ces malades moururent : l'examen histologique de leur rein permit de constater qu'ils présentaient les lésions exclusivement localisées sur les épithéliums des *tubuli contorti*, dont les noyaux n'étaient plus colorables. Les 13 autres malades présentaient, dès leur retour à la convalescence, une perméabilité normale.

Dans cinq observations, nous avons pu relever une élimination retardée et prolongée pour le bleu. Un de ces malades mourut et nous pûmes constater qu'il présentait des lésions surtout interstitielles et glomérulaires caractérisées par de l'infiltration embryonnaire très abondante péri-capillaire et péri-glomérulaire.

B). Au cours de la convalescence, c'est-à-dire quand les urines se furent élevées au-dessus de 2 litres, le pouls fut revenu entre 60 et 70 et la température à 30 et même un peu au-dessous.

La perméabilité rénale fut trouvée, dans 20 cas, absolument normale. Dans 2 observations seulement qui, pendant la période d'état, avaient présenté un retard et une prolongation de l'élimination, la perméabilité fut trouvée diminuée.

De ces deux derniers malades suivis attentivement depuis leur sortie de l'hôpital, l'un présente, à l'heure actuelle, très nettement des signes de néphrite interstitielle.

C) Au cours des rechutes, dans six cas, nous avons pu étudier ce que devenait la perméabilité rénale au moment de la rechute.

Quatre fois elle était redevenue normale avant la reprise des accidents, et le resta après. Deux fois, elle n'était pas encore normale quand recommença l'infection et c'est pour cette raison que nous nous sommes démandés si certaines rechutes n'étaient pas sous la dépendance d'une imperméabilité rénale.

2° Perméabilité rénale dans la pneumonie. — 42 observations (91 a 133)

A) *Période d'état.* — La perméabilité fut trouvée normale, peut-être même jusqu'à un certain point exagérée, dans 12 observations.

Dans 21 cas, le bleu s'élimina exclusivement ou presque exclusivement, sous forme de chromogène qui apparaissait dans les urines et en disparaissait dans les délais normaux.

Dans 9 observations, il y eut un retard marqué pour le chromogène et le bleu, et une prolongation inusitée de l'élimination.

B) *Période de convalescence.* — Absolument normale dans 39 observations.

Deux fois seulement la perméabilité resta diminuée (élimination du bleu retardée et prolongée) ; dans les deux cas il s'agissait de malades qui avaient eu, pendant la période d'état, des troubles marqués de l'élimination du bleu. L'un des deux présentait, en même temps, de l'albuminurie persistante et il évolua rapidement comme une néphrite parenchymateuse.

L'autre malade est sorti de l'hôpital guéri en apparence, malgré les troubles constatés par l'épreuve du bleu ; malheureusement, nous n'avons pas pu le suivre ultérieurement.

3° Perméabilité rénale dans la grippe. — 29 cas tout a fait typiques de grippe (133e a 162e observation)

A) *Période d'état.* — Dans 12 cas, la perméabilité est sensiblement normale.

Dans 4 observations, l'élimination se fait selon le type de perméabilité exagérée, décrit par Bard.

Dans 8 cas, le bleu est éliminé presque entièrement sous forme de chromogène.

Dans 5 observations, il existait une perméabilité très diminuée (Retard variant de 2 à 5 heures. — Prolongation de 3 à 6 jours).

B) *Période de convalescence.* — 3 malades présentent des signes de néphrite à la suite de leur grippe, l'un avec perméabilité augmentée (cliniquement il s'agit d'un type de néphrite parenchymateuse), les 2 autres avec perméabilité très diminuée : retard marqué pour le bleu et le chromogène ; quantité minime de bleu éliminé. 2 autres de nos malades qui avaient présenté pendant la période aiguë des signes de perméabilité diminuée, ont continué à éliminer de la même façon le bleu pendant la convalescence, et en revenant de Vincennes où nous les avions envoyés passer un mois.

4° — Perméabilité rénale dans le rhumatisme articulaire aigu : 27 observations (162 à 189)

A) *Période d'état.* — La perméabilité rénale fut trouvée absolument normale dans 18 cas.

Dans 6 cas, il y eut élimination beaucoup plus marquée du chromogène que du bleu.

Dans 3 cas, il y eut un retard très marqué dans l'apparition du chromogène et du bleu, avec prolongation de l'élimination. Il est à noter que dans ces trois derniers cas, l'intolérance pour le salicylate apparut dès les premiers jours ; on la constata de même dans trois des observations dans lesquelles le bleu avait été éliminé presque exclusivement sous forme de chromogène ; jamais il n'y en eut dans les cas où la perméabilité fut trouvée normale. Il semble donc y avoir un rapport direct entre l'élimination défectueuse du bleu, c'est-à-dire les troubles de la perméabilité rénale, et l'intolérance médicamenteuse, tout au moins pour le salicylate.

(*B.*) *Période de convalescence.* — Aucun des malades de nos observations ne présenta des troubles de la perméabilité rénale au moment de la convalescence, quoique nous ayons répété l'épreuve plusieurs fois, particulièrement chez ceux dont la perméabilité avait été défectueuse pendant la poussée aiguë.

5° Perméabilité rénale dans la tuberculose pulmonaire 82 observations (189 à 271).

Il y a intérêt, au point de vue de l'étude de la perméabilité rénale, au cours de la tuberculose, d'étudier séparément, d'une part, les tuberculeux qui n'ont présenté, avant l'évolution de leur bacillose, aucune infection ou intoxication ayant pu retentir sur leurs reins ; d'autre part, ceux qui, avant le début de leurs accidents pulmonaires, avaient eu quelque toxi-infection, ayant pu se localiser sur l'appareil rénal.

(*A*) *Tuberculose pulmonaire sans aucune autre tare intérieure* (36 *observations*).

Ces malades pour la plupart (25) avaient une perméabilité absolument normale.

2 avaient une perméabilité nettement exagérée (Début au premier quart d'heure, maximum dès la première ou la deuxième heure ; disparition en 20 heures). Il s'agissait de deux cas de dégénérescence amyloïde.

Les 9 autres, présentèrent un retard de l'élimination pour le bleu, avec élimination presque exclusive du chromogène qui apparut toujours dans les délais normaux.

(*B*) *Tuberculose pulmonaire avec tares antérieurs* (46 *observations*).

Il s'agit là de malades ayant eu autrefois la scarlatine, ou une maladie infectieuse à détermination rénale, ou encore de cardiaques, de saturnins, etc.

6 seulement présentaient une perméabilité normale au bleu.

10 avaient une élimination presque exclusive sous forme de chromogène, mais sans aucun retard.

30, au contraire, eurent un retard dans l'élimination du bleu et du chromogène, avec durée prolongée. Nous relevons, parmi ces derniers malades, 18 saturnins qui tous présentèrent une évolution rapide des lésions pulmonaires, et comme tous avaient une diminution considérable de la perméabilité rénale, nous nous demandons s'il ne faut pas faire jouer, à ce défaut d'excrétion rénale, un rôle capital dans l'évolution si grave qu'affecte la bacillose dans ces cas particuliers.

VI. — Perméabilité rénale dans les intoxications

Il y avait intérêt, dans l'étude de la perméabilité rénale au cours des intoxications, à scinder les observations selon que l'intoxication était aiguë et passagère ou chronique.

(A) Intoxication chronique.

1° *Le saturnisme.* — 22 observations (271 à 293) de saturnins ne présentant aucune autre tare ayant pu se localiser sur le rein, abstraction faite par conséquent des 18 observations dans lesquelles le saturnisme se compliquait de tuberculose.

Ceux d'entre eux (12) qui rentraient à l'hôpital ponr une crise douloureuse de coliques, présentaient tous, au moment de leur entrée, des troubles de la perméabilité rénale, peut-être dus à une insuffisance fonctionnelle réflexe sous l'influence de la colique.

Tous furent examinés alors qu'ils ne présentaient aucun phénomène douloureux, mais exclusivement les symptômes de l'intoxication chronique.

5 seulement présentaient une perméabilité absolument normale.

4 éliminèrent leur matière colorante sous forme presque exclusive de chromogéne mais sans aucun retard.

13 eurent, toutes les fois que l'on tenta chez eux l'épreuve, une élimination retardée et prolongée comme s'ils avaient une néphrite atrophique lente. La recherche des autres symptômes de la néphrite interstitielle permit d'affirmer son existence dans 8 cas, mais dans les 5 autres l'élimination défectueuse du bleu était le seul signe : L'évolution ultérieure d'un de ces cinq malades que nous avons pu suivre, nous a montré que l'épreuve du bleu nous avait permis de prévoir la néphrite, avant que les signes cliniques soient apparus.

2° L'*Alcoolisme chronique.* — 12 observations de malades ayant pour la plupart des troubles gastriques, mais sans trace de cirrhose (293 à 305).

La perméabilité fut trouvée absolument normale dans 5 cas.

Dans 4 observations, il y eut une élimination très nettement intermittente, en rapport, sans doute, avec des lésions hépatiques qu'aucun autre signe ne permettait de prévoir.

Dans 3 cas l'élimination se fit, sous forme presque exclusivement de chromogène, sans aucun retard de son apparition dans l'urine.

3° *Le Morphinisme.* — 6 observations (305-311). Dans un seul cas il y eut des troubles de la perméabilité rénale se traduisant par un retard dans l'apparition du bleu et une prolongation de son élimination.

4° *L'intoxication par le sulfure de carbone.* — 6 cas (311 à 317). — 4 de ces malades présentaient des signes de perméabilité rénale très diminuée : élimination du bleu et du chromogène vers la 4e ou la 5e heure, teinte à peine bleue des urines qui en revanche restent colorées pendant cinq ou six jours. Il y avait donc tout lieu de supposer que les malades étaient atteints de néphrite interstitielle et d'ailleurs l'examen clinique permettait d'affirmer absolument ce diagnostic dans 3 cas. Dans le 4e, les troubles de l'élimination du bleu constituaient le seul signe.

Les 2 autres malades eurent une élimination normale du bleu.

5° *Les goutteux* que nous avons pu examiner sont au nombre de quatre seulement (317 à 323). Tous eurent une élimination retardée et prolongée du bleu; tous, d'ailleurs, présentaient quelque autre signe de néphrite interstitielle.

6° *Les diabétiques* que nous avons examinés, au nombre de 12 (323 à 335), se comportaient bien différemment vis-à-vis de l'épreuve du bleu.

4 éliminèrent le bleu comme s'ils avaient une néphrite interstitielle : élimination retardée et prolongée sous forme de bleu, presque exclusivement. L'un d'eux mourut et l'autopsie permit de s'assurer qu'il avait bien une néphrite atrophique lente, qu'aucun autre signe n'avait permis de déceler.

3 autres éliminèrent leur bleu selon le type exagéré décrit par Bard : ils avaient d'ailleurs de l'albumine dans les urines, et l'autopsie confirma dans deux de ces cas qu'il existait des lésions analogues à celles qu'ont décrites Armani et Ehrlich.

Les 5 autres diabétiques (dont deux étaient albuminuriques) éliminèrent normalement leur bleu.

Il est à remarquer qu'aucun de ces malades ne présenta une élimination sous forme exclusive de chromogène. Or, si l'on admettait, avec certains auteurs, que l'élimination du chromogène est en rapport avec le degré de l'activité de réduction que présente l'organisme, c'est dans le diabète en raison du pouvoir réducteur du glucose pour le bleu, que les urines devraient surtout contenir du chromogène.

B) Intoxications aigues n'ayant pas occasionné de néphrites aigues (Troubles fonctionnels).

1° *Empoisonnement par l'oxyde de carbone. 4 observations* (335 à 339). — Tous éliminèrent leur bleu d'une façon absolument normale, que l'injection ait été faite le jour même de l'intoxication ou dans les jours qui suivirent.

2° *Alcoolisme aigu.* 18 *observations* (339 *à* 357). — Dans tous les cas où nous avons pu faire l'épreuve du bleu le jour même où le malade s'était intoxiqué, nous avons pu constater des troubles marqués de la perméabilité rénale, se traduisant le plus souvent, par un retard dans le début de l'élimination pour le bleu et le chromogène, et une élimination se faisant presque entièrement sous forme de chromogène.

Quand l'épreuve fut faite 3 ou 4 jours après la fin de la crise aiguë, la perméabilité fut trouvée normale, sauf dans deux cas où l'élimination était retardée et prolongée. Mais alors, il existait une néphrite interstitielle que les autres symptômes permettaient d'affirmer.

3° *Embarras gastrique sans fièvre, indigestion, etc. 14 observations* (357 *à* 376). — Il s'agit, dans ces observations, d'embarras gastrique ayant duré 4 à 5 jours seulement. Si l'épreuve du bleu est faite à la période aiguë de l'indigestion, on constate toujours une élimination légèrement défectueuse du bleu qui se traduit par une élimination se faisant presque exclusivement sous forme de chromogène, mais absolument sans retard ni prolongation de l'élimination.

4° *Fatigues exagérées.* — 3 observations de malades venant de fournir de très longues courses à pied ou à bicyclettes (376 à 379).

L'élimination du bleu dans les premiers jours qui suivent la grande fatigue, est absolument irrégulière, se faisant sous forme presque exclusive de chromogène et avec retard assez marqué de l'élimination. Quelques jours plus tard, tout rentre dans l'ordre.

5° *Coup de froid.* — 4 malades ayant, en plein hiver, passé la nuit dehors et transportés à l'hôpital absolument gelés (379 à 383). Pendant 2 ou 3 jours après le coup de froid ils éliminent mal le bleu. Retard très accentué dans le début, pour le bleu et le chromogène, prolongation de l'élimination.

Au bout d'nne semaine tout est rentré dans l'ordre.

6° *Brûlures.* — 12 observations de brûlures très étendues (383 à 395).

Dans un cas, le malade resta urémique pendant un jour, puis l'élimination de l'urine recommença très défectueuse et le bleu fait à ce moment fut éliminé avec un retard de 6 heures et ne passa qu'en très petite quantité et pendant 18 heures seulement, sous forme de bleu et de chromogène. 8 jours après les brûlures étaient en bonne voie de guérison, une nouvelle épreuve pratiquée montra une élimination parfaite du bleu.

Dans 6 cas on constata, si l'épreuve était faite pendant les premiers jours qui suivirent la brûlure, une élimination imparfaite du bleu (retardé et prolongé) ; puis au bout de 4 ou 5 jours, une nouvelle épreuve pratiquée, montrait une élimination normale.

VII. — Perméabilité rénale dans les maladies nerveuses (Troubles fonctionnels).

Nous n'avons pu réunir que 13 cas de crises d'épilepsie ou d'hystérie (395 à 408).

Dans tous ces cas, l'épreuve était faite aussi près que possible de la fin de la crise, et quelquefois même, pendant l'élimination du bleu, apparaissait une nouvelle crise qui faisait alors sentir, le plus souvent, son influence sur l'élimination du bleu.

Dans 4 cas seulement la crise n'eut absolument aucune influence sur l'élimination du bleu qui fut émis par les urines dans les délais normaux.

Dans 3 cas, l'injection fut faite aussitôt après la crise, mais le malade n'en eut pas de nouvelle pendant l'élimination de son bleu : l'étude de ces courbes montre qu'il y a un retard notable pour le bleu, à peine marqué pour le chromogène qui est éliminé seul pendant des heures et quelquefois des jours. L'élimination bleue apparaît alors légèrement, puis disparaît au bout de 16 à 20 heures, en même temps que le chromogène.

Dans 8 observations, le malade eut, pendant l'élimination du bleu, une nouvelle crise convulsive et alors on put constater tout d'abord un retard marqué pour le bleu et le chromogène mais surtout pour le bleu, comme dans les observations précédentes; puis, la crise arrivant au moment où il y a du bleu d'éliminé par les urines, il se produit une intermittence pour le bleu seul quelquefois, et d'autres fois pour le bleu et le chromogène; puis l'élimination reprend son cours. L'intermittence est, semble-t-il, en rapport avec la crise, et dû à une insuffisance fonctionnelle et tout à fait passagère des fonctions rénales.

VIII. — Perméabilité rénale dans les maladies du foie (Intermittence des éliminations).

Observation 409. — P... Maria, 30 ans. — *Pneumonie droite avec ictère.* — Grande quantité de pigments biliaires; l'épreuve de la glycosurie alimentaire n'a pas été recherchée en raison de l'état de la malade. Deux intermittences très nettes dans l'élimination du bleu et du chromogène, l'une de la 16e à la 20e heure, l'autre de la 24e à la 28e heure.

L'autopsie a montré une dégénérescence graisseuse très prononcée des cellules hépatiques siégeant autour des espaces portes.

Observation 410. — B... Louise, 29 ans. — *Pthisie pulmonaire* chez une éthylique avec foie gros, ascite et œdème des membres inférieurs. — Urobilinurie et glycosurie alimentaire positives. — Deux intermittences dans l'élimination du bleu et du chromogène, de la 6e à la 9e heure, et de la 14e heure à la 20e heure.

A l'examen histologique du foie, on a trouvé une ordination trabéculaire conservée, mais beaucoup de cellules avaient une tendance marquée à la nécrose, les noyaux ayant perdu leur affinité pour les matières colorantes et le protoplasma étant vésiculeux.

Observation 411. — D... Régis, 49 ans. — *Pneumonie droite.* — Urobilinurie et glycosurie alimentaire positives. — Deux intermittences dans l'élimination du bleu et du chromogène de la 9e à la 12e heure et de la 19e à la 23e heure.

L'examen microscopique du foie a montré des lésions de stase avec atrophie trabéculaire très nettes dans les zones sushépatiques, tandis que les cellules entourant les espaces porto-biliaires étaient conservées.

Observation 412. — Henri F..., 52 ans. — Diagnostic hésitant entre cirrhose et péritonite tuberculeuse. La glycosurie alimentaire est positive, il y a de l'urobiline et de l'indican dans l'urine, le taux de l'urée par vingt-quatre heures oscille entre 10 et 15 grammes. — L'épreuve du bleu montre trois intermittences très nettes : la première entre la 4e et la 7e heure; la deuxième entre la 18e et la 23e heure; la troisième entre la 28e et la 30e heure. — Disparition complète du bleu après 48 heures.

L'autopsie pratiquée peu de temps après qu'avait été faite l'épreuve du bleu montre qu'il n'y avait pas de péritonite tuberculeuse et que le foie est cirrhotique histologiquement. — Cirrhose tuberculeuse, porto-bibaire avec quelques cellules géantes dans les travées conjonctives; nombreuses cellules atteintes de dégénérescence granulo-graisseuse.

Observation 413. — Eugène C..., 61 ans. — *Cirrhose atrophique typique* avec phlébite de la veine porte et dégénérescence très étendue des cellules hépatiques; glycosurie positive; urobilinurie, hypo-azoturie (le taux de l'urée variant de 10 à 12 grammes par jour). — L'épreuve du bleu pratiquée trois semaines environ avant la mort permit alors de constater quatre intermittences : de la 4e à la 6e heure; de la 12e à la 15e heure; de la 22e à la 25e heure; de la 33e à la 35e heure.

Observation 414. — T... Lucie, 23 ans. — *Kyste hydatique* contenant 6 litres de liquide; glycosurie alimentaire négative, pas d'urobilinurie. — Début de l'élimination du bleu dès la 1re heure. Deux maxima : de la 3e à la 6e heure et de la 22e à la 29e heure. — Deux intermittences pour le bleu : de la 10e à la 13e heure et de la 18e à la 21e heure. — Pas d'intermittence pour le chromogène.

Observation 415. — M... Amélie, 39 ans. — *Ictère* avec gros foie déformé. — 1re injection le 12 mars; pigments biliaires dans les urines; glycosurie alimentaire positive. — Début de l'élimination dès la 1re heure. — Deux intermittences très marquées pour le bleu et le chromogène; entre la 12e et la 18e heure et entre la 35e et la 42e heure. — 2e injection le 30 mars; plus de pigments biliaires ni dans l'urine, ni dans le sérum; glycosurie alimentaire négative. — L'élimination n'est plus intermittente. — Elle est continue et légèrement polycyclique pour le bleu et le chromogène.

Observation 416. — Ler... Emilie, 39 ans. — *Ictère lithiasique*. — 1re injection le 29 mars; pigments biliaires en grande quantité dans les urines; glycosurie alimentaire positive. — Deux intermittences très nettes pour le bleu et le chromogène : de la 6e à la 10e heure et de la 17e à la 22e heure. — 2e injection pratiquée le 18 avril alors que l'ictère cutané est à peu près disparu et qu'il n'y a plus de pigments dans les urines. — Trois intermittences très nettes, entre la 3e et la 6e heure, entre la 10e et la 12e heure, entre la 16e et la 19e heure.

Observation 417. — W... Albert, 39 ans. — *Ictère catarrhal* prolongé. — 1re injection le 9 mars ; pigments biliaires dans l'urine ; glycosurie positive. — Trois intermittences très nettes pour le bleu et le chromogène, de la 8e à la 9e heure, de la 22e à la 32e et de la 43e à la 54e heure. —2e injection le 3 avril ; pigments biliaires en grande quantité ; glycosurie positive. — Trois intermittences pour le bleu et le chromogène ; de la 10e à la 23e heure, de la 25e à la 29e, de la 31e à la 34e heure. — 3e injection le 16 avril ; pigments biliaires encore en grande quantité : Trois intermittences encore très nettes de la 2e à la 4e heure, de la 6e à la 9e et de la 10e à la 16e heure.

Observation 418. — K... Louis, 57 ans. — *Ictère lithiasique* ; pigments biliaires en grande quantité ; glycosurie alimentaire positive. — Une intermittence très nette pour le bleu et le chromogène de la 8e à la 11e heure de l'élimination.

Observation 419. — D... Maria, 39 ans. — *Ictère lithiasique* ; pigments biliaires dans l'urine ; glycosurie alimentaire positive. — Deux intermittences très nettes dans l'élimination du bleu et du chromogène de la 8e à la 10e heure et de la 21e à la 26e heure.

Observation 420. — Léopold G..., 31 ans. — *Ictère grave* ayant évolué pendant trois semaines en deux phases : *a*) Atrophie du foie, diminution de poids du malade, etc. ; *b*) le foie reprend ses limites normales, le poids augmente. — L'épreuve du bleu fut pratiquée à trois reprises chez le malade. — Une première fois à la période d'atrophie du foie, la glycosurie alimentaire était positive, le taux de l'urée par 24 heures variait entre 7 et 8 grammes, la réaction de l'urobiline était très nette. — L'épreuve du bleu permit de constater quatre intermittences très marquées : la première entre la 3e et la 5e heure ; la seconde entre la 10e et la 13e heure ; la troisième entre la 18e et la 22e heure ; la quatrième entre la 25e et la 30e heure. A partir de la 32e heure le bleu n'existe plus qu'à l'état de traces dans les urines. Une seconde épreuve fut faite trois semaines plus tard, alors que la glycosurie n'était plus positive, quatre jours après l'apparition d'une crise polyurique et azoturique. Il y eut encore trois intermittences : la première entre la 18e et la 22e heure ; la deuxième entre la 25e et la 26e heure ; la troisième entre la 40e et la 42e heure. Une troisième épreuve, faite quelques jours avant que le malade, tout à fait bien portant, sorte de l'hôpital, montra une élimination continue cyclique non prolongée.

Observation 421. — Claude L..., 52 ans. — *Cirrhose cardiaque* consécutive à une symphise du péricarde vérifiée à l'autopsie. — Trois intermittences dans l'élimination du bleu : la première, entre la 4e et la 5e heure; la seconde, entre la 15e et la 18e heure; la troisième entre la 22e et la 25e heure. — Glycosurie positive; urobilinurie; hypo-azoturie.

Observation 422. — Léonie C..., 23 ans. — *Ictère catarrhal* ayant duré douze jours. — L'épreuve du bleu fut pratiquée deux fois. La première fois en pleine période ictérique. Il y avait en même temps glycosurie alimentaire, mais pas d'urobilinurie. — Première épreuve : deux intermittences, de la 7e à la 9e heure; de la 18e à la 22e heure. — Deuxième épreuve faite alors que la malade était convalescente et qu'il n'y avait ni glycosurie, ni urobilinurie, ni hypo-azoturie donna deux intermittences tardives, de la 20e à la 22e heure; de la 27e à la 28e heure.

Observation 423. — Ch. Pardoux, 28 ans. — *Ictère catarrhal bénin.* Deux épreuves du bleu. — La première alors que l'urine était peu abondante, très peu riche en urée, mais pas urobilinurique. En revanche, la glycosurie était positive. Deux intermittences, l'une de la 18e à la 19e heure; l'autre de la 27e à la 31e heure. — La seconde épreuve faite après la période polyurique et azoturique, montre une élimination continue cyclique non prolongée.

Observation 424. — Malade atteint d'*angiocholite* avec crises fébriles s'accompagnant d'ictère. M. Schwartz lui fait un abouchement de la vésicule à la peau; les phénomènes fébriles et l'ictère disparaissent. — L'épreuve du bleu faite avant l'opération montra une élimination intermittente (trois intermittences très nettes) alors qu'il n'y avait ni urobilinurie ni hypo-azoturie, mais cependant glycosurie alimentaire positive. — Une seconde épreuve faite quelques jours après l'opération fut encore intermittente. — Une troisième faite alors que le malade était tout à fait revenu à son état normal montra une élimination continue cyclique.

Observation 425. — Henriette Mon..., 25 ans. — *Foie cardiaque* consécutif à une maladie mitrale et érysipèle à répétition. — L'épreuve de la glycosurie est positive : il n'y a pas hypo-azoturie, ni urobilinurie. L'élimination du bleu présente deux intermittences très nettes, l'une de la 12e à la 14e heure; l'autre de la 18e à la 22e heure.

Observation 426. — Ernest Cr... — *Foie cardiaque* avec hépatoptose, Glycosurie alimentaire négative, mais hypo-azoturie et urobilinurie. — L'épreuve du bleu montre une élimination intermittente : 1re intermittence de la 25e à la 26e heure; 2e intermittence de la 38e à la 41e heure. — Une seconde épreuve tentée quinze jours plus tard, alors que le foie n'était plus gros ni douloureux et qu'il n'y avait plus d'urobilinurie, montre une élimination continne cyclique.

Observation 427. — François J... — *Cirrhose atrophique* avec urobilinurie, mais sans glycosurie alimentaire ni hypo-azoturie, — L'épreuve du bleu a montré deux intermittencse : la première à la 24e, la seconde entre la 28e et la 30e heure.

Observation 428. — Octave Dr.., 31 ans. — *Ictère catarrhal bénin*; glycosurie négative, pas d'hypo-azoturie, mais urobilinurie. — L'épreuve du bleu montre très nettement trois intermittences tardives : la première de la 20e à la 22e heure, la seconde entre la 25e et la 26e heure, la troisième entre la 37e et la 39e heure. Quelques jours après le malade sortait complètement guéri et présentant une élimination normale du bleu.

Observation 429. — Aimé D.., 53 ans. — *Foie cardiaque* avec urobilinurie, mais sans glycosurie alimentaire, ni hypo-azoturie. — L'élimination du bleu dans une première épreuve montre deux intermittences, l'une à la 28e heure, l'autre de la 35e à la 37e heure. — Une seconde épreuve faite huit jours plus tard alors que le foie n'était plus gros ni douloureux, montre une élimination continue cyclique.

Observation 430. — Maurice Red.., 25 ans. — *Ictère catarrhal bénin*, sans aucun symptôme d'insuffisance hépatique. — Une première épreuve du bleu faite en pleine période ictérique montre deux intermittences, l'une à la 29e heure, l'autre de la 35e à la 38e heure. — Une seconde épreuve, faite alors que tous les signes de l'ictère ont disparu, est absolument négative.

Observation 431. — Jean B... 65 ans. — *Cirrhose hypertrophique alcoolique et néphrite atrophique lente.* — Quand le malade entre à l'hôpital, il présente une poussée d'ictère survenu au cours de sa cirrhose diagnostiquée déjà depuis trois ans. On le ponctionne pour la première fois : on retire 8 litres de liquide. A partir du moment où fut faite sa ponction, l'état du malade s'améliora, son ictère disparut, son liquide ascitique ne se reproduisit plus, il ne lui resta plus qu'un foie très volumineux débordant les fausses côtes de quatre travers de doigts. — La glycosurie alimentaire et l'urobilinurie furent constamment négatives. — Une première épreuve du bleu faite au moment des accidents hépatiques montre deux intermittences très nettes à la 15e heure et entre la 28e et la 30e heure, puis l'élimination continue pendant cinq jours avec quelques intermittences. — La seconde épreuve faite alors que tous les symptômes d'insuffisance hépatique s'étaient amendés, donna une élimination continue cyclique très prolongée.

Observation 432. — Edouard Mar... 78 ans. — *Lithiase biliaire* caractérisée par des crises gastralgiques avec crise de fièvre intermittente bilio-septique. Pas de glycosurie alimentaire ni d'urobilinurie. — L'épreuve du bleu donna deux intermittences : l'une entre la 30e et la 32e heure, l'autre à la 38e heure.

Observation 433. — Bern..., 26 ans. — *Ictère catarrhal bénin* sans glycosurie alimentaire ni urobilinurie. — L'épreuve du bleu montre que la quantité de matière colorante éliminée est très peu abondante, et qu'il y a surtout du chromogène, mais l'élimination du bleu n'est nullement intermittente.

Observation 434. — Emile B..., 32 ans, *Kyste hydatique* suppuré du lobe droit du foie avec gros lobe gauche hypertrophié, opéré par M. Schwartz, Ni glycosurie, ni urobilinurie. — Elimination du bleu continue cyclique non prolongée. — L'opération réussit parfaitement bien et le malade sort absolument guéri.

Observation 435. — Marie Ple..., garçon marchand de vins, âgé de 45 ans, entré à l'hôpital pour des accidents *d'auto-intoxication*, Épistaxis, céphalée, vertiges, subdélire pouvant dépendre aussi bien d'une altération hépatique que d'une lésion rénale. Son foie est gros, descendant presque jusqu'à l'ombilic ; il présente de plus une vieille histoire urinaire et de l'albumine dans ses urines. — La glycosurie alimentaire est positive, il n'y a pas d'urobiline. — L'épreuve du bleu ne permet pas de constater d'intermittences, en revanche l'élimination très prolongée persiste cinq jours. On s'en tient donc au diagnostic de néphrite chronique avec accidents de petite urémie, plûtôt qu'à celui de cirrhose, graisseuse que l'on avait soupçonné tout d'abord. — Le malade s'améliore très rapidement sous la seule influence du régime lacté, confirmant ainsi le diagnostic.

Observation 436. — Mary Jan..., 37 ans. — *Néphrite atrophique lente*, des plus nettes ; foie débordant de cinq travers de doigts les fausses côtes. — Pas d'urobilinurie ou de glycosurie alimentaire. — Elimination du bleu retardée, prolongée pendant cinq jours mais pas intermittente. L'autopsie montra en outre des petits reins rouges granuleux typiques, un foie à lobe gauche complètement atrophié et à lobe droit très volumineux, mais absolument normal au point de vue histologique.

Observation 437. — Marguerite Pl..., 42 ans. — Présente un *foie volumineux* et un peu dur, une rate grosse et très dure. — La glycosurie est négative, il n'y a pas d'urobilinurie. — L'épreuve du bleu ne donne pas d'intermittence. Nous interprétons l'hypertrophie du foie et de la rate dans le sens d'une lymphadénie justifiée d'ailleurs par l'hypertrophie des ganglions de l'aine et du creux poplité gauche et par l'examen du sang qui, lorsque la malade voulut à toutes forces sortir de l'hôpital, donnait 1 globule blanc pour 80 globules rouges ; il s'agissait donc de leucocythémie.

Observation 438. — Fernand L.... — *Cancer primitif* du foie. — Pas de glycosurie ni d'urobilinurie. — Epreuve du bleu tentée à deux reprises donne une élimination continue cyclique. — Pas d'insuffisance hépatique ni d'imperméabilité rénale.

IX. — Troubles fonctionnels de la perméabilité rénale.

Observation 439. — Jul.., Amédée, 45 ans. — Première crise de *colique néphrétique*. — Le soir même épreuve du bleu. — Début de l'élimination, 2 heures pour le chromogène, 6 heures pour le bleu. — La matière colorante passe presque entièrement sous forme de chromogène. Le bleu ne teinte légèrement l'urine que de la 6e à la 13e heure. — Disparition du chromogène à la 20e heure. — 4 jours après, l'épreuve tentée de nouveau donne : Début du bleu, 1/2 heure. — Maximum, de la 8e à la 12e heure. — Durée, 62 heures. — 2e crise de coliques, 8 jours plus tard ; on fait l'épreuve du bleu pour la troisième fois et la matière colorante ne passe qu'à peine pendant 6 heures, sous forme d'un peu de chromogène. D'ailleurs, les urines émises par le malade sont presque exclusivement aqueuses : 1l,800 ayant une densité de 1004 et contenant dans leur totalité 2 grammes d'urée, 1 gr. 2 de chlorures, 0,75 de phosphates et aucune matière colorante de l'urine. — 3 jours plus tard, le taux des urines est redevenu normal, l'épreuve du bleu montre une perméabilité rénale parfaite.

Observation 440. — Crap... Emile, 62 ans. — Crise de *colique néphrétique*. — Epreuve du bleu pratiquée le lendemain de la crise : Début de l'élimination, 2 heures pour le chromogène, 4 heures pour le bleu. — Pas de maximum de coloration : très peu de bleu éliminé. — Disparition du bleu et du chromogène, 12 heures. — 4 jours après, l'épreuve du bleu donne un résultat normal.

Observation 441. — Apt... Joseph, 22 ans. — Violent *traumatisme* dans la région lombaire à la suite d'une chute de voiture. — Le jour même épreuve du bleu. — Le chromogène apparait au bout de 3 heures. Le bleu ne passe pas en nature et le chromogène cesse d'être éliminé en 18 heures. — 6 jours après, l'épreuve du bleu, pratiquée de nouveau, montre que la perméabilité est normale.

Observation 442. — Reg... Maurice. — Chute de bicyclette, *contusions lombaires* considérables. — L'épreuve du bleu faite le même jour montre : Début de l'élimination, 2 heures pour le chromogène, 5 heures pour le bleu. — Pas de maximum, teinte bleue à peine marquée. — Disparition du bleu, 15 heures : du chromogène, 20 heures. — 5 jours plus tard, perméabilité normale au bleu.

Observation 443. — Pliq... Adhémar. — Violente crise de *colique saturnine*. — Épreuve du bleu pratiquée le lendemain. — Début, 6 heures pour le bleu et le chromogène. — Élimination très minime de bleu et de chromogène. — Disparition à la 15e heure. — 4 jours après la disparition de ses crises, nouvelle épreuve. Début du chromogène 1 heure 1/2 ; du bleu, 2 heures. — Maximum entre 17e et 22e heure. — Prolongation de l'élimination pendant sept jours.

Il existait bien, chez ce malade, des troubles de la perméabilité rénale (une troisième épreuve, tentée de nouveau 15 jours plus tard, donna encore les mêmes résultats), mais à ces troubles permanents, s'était ajoutée une imperméabilité fonctionnelle, due à la crise de colique saturnine.

Observation 444. — Alb... René, 22 ans. — Chute sur la tête, sans fracture : symptômes marqués de *commotion cérébrale.* — Épreuve du bleu faite pour la première fois alors que le malade est dans un état voisin de la stupeur. — Élimination presque nulle du bleu; le chromogène commence à être éliminé à la 4e heure seulement et disparaît 15 heures après. — Une seconde épreuve, 8 jours plus tard, montre un retard marqué du bleu et du chromogène. — Les résultats de la 3e épreuve (15 jours plus tard) montre que la perméabilité est redevenue normale,

X. — Perméabilité rénale et urémie.

1° Urémie avec troubles très marqués de la perméabilité rénale

A) Les troubles de la perméabilité ont augmenté au moment de la crise d'urémie : 16 observations (445 à 460). — Dans ces cas, l'histoire clinique, au point de vue de la perméabilité au bleu de méthylène, peut se résumer de la façon suivante ; il s'agit de malades atteints de néphrite interstitielle et soignés à l'hôpital. Nous eûmes l'occasion de leur faire, à plusieurs reprises, l'épreuve du bleu, alors que leurs lésions étaient à peu près compensées. La perméabilité rénale était notablement diminuée et se comportait en moyenne de la façon suivante, vis-à-vis du bleu : Début de l'élimination du bleu, 1 heure 1/2 ou 2 heures. Pas de maximum. — Durée de l'élimination, 5 à 6 jours.

Chez ces mêmes malades, l'épreuve refaite au moment des crises d'urémie montrait une différence très notable dans l'état de la perméabilite rénale. On constatait alors des éliminations dans le genre de celle-ci : Début du bleu et du chromogène à la 5e ou 6e heure. — Elimination très peu abondante, terminée en 15 ou 20 heures.

B) Les troubles de la perméabilité rénale n'ont pas varié au moment de la crise d'urémie : 5 observations (460 à 464).

Observation 460. — Dod... Alfred, 71 ans. — *Néphrite interstitielle typique.* — Epreuve du bleu en dehors de toute crise d'urémie. Début de l'élimination du bleu et du chromogène, 3e heure. Teinte bleue à peine marquée. Pas de maximum. Durée 6 jours. — Crises d'urémie gastro-intestinale dix jours plus tard : vomissements, diarrhée, etc. — L'épreuve de la perméabilité rénale pratiquée de nouveau donne à peu près les mêmes résultats. — Début de l'élimination, 2 heures 1/2 pour le bleu, 3 heures pour le chromogène. — Pas de maximum. — Durée 6 jours.

Observation 461. — Mag... Georges, 67 ans. — *Néphrite saturnine.* — Epreuve du bleu faite en dehors de tout accident urémique. — Début de l'élimination du bleu et du chromogène, 3 heures. Pas de maximum. — Durée, 7 jours. — Quelques jours après, le malade a une crise d'urémie dyspnéique. L'épreuve du bleu est de nouveau pratiquée à ce moment et donne les résultats suivants : Début de l'élimination du chromogène, 3 heures; du bleu, 4 heures. — Teinte verte à peine marquée. — Pas de maximum. — Durée de l'élimination, 6 jours.

Observation 462. — Land... Marie, 57 ans. — *Néphrite interstitielle.* — Epreuve du bleu faite alors que la malade ne présentait aucun symptôme d'urémie. — Début de l'élimination du bleu et du chromogène, 4 heures. — Pas de maximum. — Durée de l'élimination, 6 jours.

Un mois plus tard, violente crise d'urémie cérébrale à forme d'épilepsie Jacksonienne. Nouvelle épreuve du bleu. — Début de l'élimination du bleu et du chromogène, 4 heures. — Pas de maximum. — Durée de l'élimination, 6 jours. Le résultat est donc absolument le même que lors de la première épreuve.

Observation 463. — God... Joséphine. — *Néphrite interstitielle.* — Épreuve du bleu alors que les symptômes d'urémie sont réduits au minimum. — Début de l'élimination du chromogène, 2 heures ; du bleu, 5 heures. Léger maximum à la 48e heure. — Disparition du bleu, 6e jour. — Crise de folie brighnique quelques jours plus tard ; épreuve du bleu, à ce moment. — Début de l'élimination du chromogène et du bleu, 4 heures. — Pas de maximum. — Disparition du bleu, 6e jour.

Observation 464. — Hol... Gédéon, 47 ans. — *Néphrite interstitielle.* — Ayant eu sous nos yeux de l'urémie convulsive. Au moment de ses crises, et après leur disparition, même élimination du bleu. — Début, 4 heures pour chromogène et bleu. Pas de maximum. — Durée, 6 jours.

2° — Urémies avec troubles très atténués de la perméabilité rénale.

Dans trois observations (465 à 467) typiques d'urémie (digestive dans un cas, dyspnéique pour les deux autres), la perméabilité rénale était peu troublée, et l'épreuve du bleu donnait, dans les trois cas, les résultats suivants. — Début de l'élimination, 2 heures pour le chromogène, 2 heures 1/2 pour le bleu. — Maximum à peine marqué entre 22e et 25e heure. — Durée de l'élimination, 72 heures. — Dans les 3 cas cependant, le dosage du bleu éliminé dans les 24 premières heures nous a montré que cette quantité était bien moins considérable qu'à l'état normal.

3° Urémie par troubles fonctionnels du rein surajoutés a une néphrite.

Observation 468. — Alb... Maurice, 37 ans. — *Néphrite d'origine grippale.* — Entré le 22 août 1897 à l'hôpital. — Les lésions de la néphrite sont très bien compensées, le taux urinaire (à part 2 grammes d'albumine) est normal. L'épreuve du bleu pratiquée le 25 août montre une élimination normale. Il n'existe aucun signe d'urémie confirmée. — Le 1er septembre, après son repas de midi, le malade est pris de violentes douleurs dans le flanc droit avec irradiation dans l'épaule. A la contre-visite du soir, nous pensons que le malade a eu une crise de colique hépatique et nous lui faisons une injection de bleu. Le début de l'élimination fut très retardé (3 heures pour le chromogène, 5 heures pour le bleu) ; la durée de l'élimination fut d'ailleurs très courte (10 ou 15 heures).

Le lendemain matin, sous mes yeux, le malade eut deux crises successives d'urémie convulsive, à la suite desquelles il resta somnolent, à demi-comateux. Ces symptômes s'amendèrent d'ailleurs très rapidement, et quatre jours après le début de ses accidents, le malade était très amélioré : l'épreuve du bleu faite de nouveau à ce moment, permit de constater une élimination normale. Le malade sortit d'ailleurs de l'hôpital quelques semaines plus tard, n'ayant plus aucun symptôme, même de petite urémie.

Observation 469.— Léon Jean, âgé de 26 ans.— *Néphrite syphilitique secondaire.*— A son entrée à l'hôpital, le malade qui a 5 grammes d'albumine par litre d'urine présente cependant une perméabilité rénale normale, si on en juge par son taux urinaire, et par l'épreuve du bleu. — Dix jours après, sous le prétexte d'une affaire de famille, le malade demande à passer un après-midi en dehors de l'hôpital ; il en profite alors pour faire un excès alcoolique et, dans une dispute avec un de ses camarades, reçoit des contusions multiples dans la région lombaire. On le ramène à l'hôpital ivre et roué de coups. Comme dès ce comment notre attention était attirée sur les troubles fonctionnels et passagers de la perméabilité rénale, nous lui fîmes immédiatement une injection de bleu de méthylène et nous fîmes le cathétérisme de l'urèthre âfin de bien surveiller l'élimination de la matière colorante. — Apparition du bleu (7 heures), du chromogène (5 heures). — Pas de maximum. — Élimination rapide (21 heures). Le malade resta trois jours dans le demi-coma entrecoupé de temps en temps par du délire urémique. Au quatrième jour, les symptômes morbides dus à l'insuffisance rénale, s'étaient amendés ; on fit de nouveau l'épreuve du bleu qui montra que la perméabilité rénale était revenue à la normale. Il s'agit là encore, comme dans la précédente observation, d'une crise d'urémie sous la dépendance d'un trouble fonctionnel de la perméabilité rénale, venant se greffer sur une ancienne néphrite.

TABLE DES MATIÈRES

Paris, Imp. Jousset, 8, rue de Furstenberg.

BIBLIOGRAPHIE

I. — Travaux fondamentaux qui fixent la valeur générale de l'épreuve du bleu.

Achard (Ch.) et Castaigne (J.). — Diagnostic de la perméabilité rénale. *Bulletins et mémoires de la Société médicale des hôpitaux*, 30 avril 1897, page 637.

— Sur l'application du bleu de méthylène au diagnostic de la perméabilité rénale. *Ibid.*, 18 juin, page 831.

— Sur l'élimination du bleu de méthylène. *Ibid.*, 30 juillet, page 1128.

— L'élimination prolongée du bleu, dans l'imperméabilité rénale. *Ibid.*, 24 février 1899, page 243.

Achard (Ch.) et Castaigne (J.). — Sur la décoloration du bleu de méthylène par les éléments vivants. *Société de Biologie*, 18 décembre 1897, page 1091.

Albarran et Bernard. — La perméabilité rénale étudiée par le procédé du bleu de méthylène. *Annales des maladies des organes génito-urinaires*, avril et mai 1899.

Bard. — De l'excès de perméabilité du rein dans les néphrites épithéliales. *Gazette hebdomadaire*, 27 mai 1897, page 494.

Bard et Bonnet. — Recherches et considérations cliniques sur les différences de perméabilité rénale dans les diverses espèces de néphrites. *Archives générales de médecine*, février, mars et avril 1898, pages 129, 283 et 464.

Bernard (Léon). — Les fonctions du rein dans les néphrites chroniques. *Thèse de Paris*, 1900.

Castaigne. — Diagnostic de la perméabilité rénale par le procédé du bleu de méthylène. *Gazette des hôpitaux*, 11 juin 1898, n° 66, page 622.

Charrin, Riche et Mavrojanis. — Influences des lésions rénales sur l'infection. Variations de l'élimination du bleu. *Société de Biologie*, 11 mars 1898.

Dreyfus (J.). — Sur la perméabilité rénale. *Lyon médical*, 8 mai 1898 et *Thèse de Lyon*, 1898.

Dufour (H.). — Note sur l'élimination du bleu chez une malade atteinte de périodes alternatives de dépression et d'excitation. *Société de Biologie*, 2 juillet 1899.

Dufour (H.). et Rogues de Fursac. — D'un mode d'élimination du bleu. différent du mode d'élimination de la masse des produits solides de l'urine. *Société anatomique*, 6 mai 1898.

Lemoine (G.-H.). — Sur l'application du procédé de MM. Achard et Castaigne dans deux cas de néphrites à caractères différents. *Gazette hebdomadaire*, 17 juin 1897, page 565.

Lépine (G.). — Modifications dans la composition de l'urine, sous la dépendance de troubles apportés au fonctionnement du rein. *Gazette hebdomadaire*, 17 avril 1898, *Lyon médical*, 24 avril 1898.

— Sur la perméabilité rénale. *Lyon médical*, 20 février 1898.

— Valeur clinique des résultats fournis par le bleu de méthylène. *Société médicale de Lyon*, 31 janvier 1898.

— Élimination du rouge trisulfonate de soude. *Société médicale de Lyon*, 25 juillet 1898.

Linossier et Barjon. — Influence de la réaction de l'urine sur l'élimination du bleu de méthylène. *Société de Biologie*, 19 mars 1898. Opinion réfutée par Ch. Achard et J. Castaigne à la *Société de Biologie* le 23 avril 1898 : sur les rapports de la réaction de l'urine avec l'élimination du bleu de méthylène.

Voisin et Hauser. — Remarques sur l'élimination du bleu de méthylène. *Gazette hebdomadaire*, 27 mai 1897. *Bulletins et mémoires de la Société médicale des Hôpitaux*, 18 juin 1897.

II. — Résultats indirects obtenus par l'épreuve du bleu.

Absorption gastro-intestinale : application à la glycosurie alimentaire.

Achard et Castaigne. — L'épreuve de la glycosurie alimentaire et ses causes d'erreur. *Archives générales de médecine*, janvier 1898, page 27-59.

Baylac et Pérès. — Note sur la recherche et les applications de la perméabilité rénale. *Société médicale des hôpitaux*, 23 juillet 1897.

Linossier. — Rapport à la Société médicale des hôpitaux de Paris. *Bulletin* du 22 avril 1898.

Reynaud et Olmer. — La perméabilité rénale dans la fièvre typhoïde. *Bulletin médical*, 14 octobre 1899, page 903.

Échanges nutritives entre la mère et le fœtus.

BARON (P.) et CASTAIGNE (J.). — Étude expérimentale du passage des substances toxiques du fœtus à la mère. *Archives de médecine expérimentale et d'anatomie pathologique*, septembre 1898, page 694-711.

GUINARD et HOCHWELKER. — *Journal de physiologie et de pathologie générale*, n° 3, mai 1899.

GUINARD (L.). — A propos des substances injectées dans l'amnios. *C. R. Société de biologie*, 1899, page 27.

LANNOIS et BRIAU. — Passage des substances du fœtus à la mère. *Lyon médical*, 6 mars 1898.

MOISSENEY. — Recherches sur la perméabilité de la membrane amniotique. *Echo médical de Lyon*, 15 février 1900.

SICARD (A.) et MERCIER (R.). — Passage du bleu de méthylène à travers les placenta. *Société de biologie*, 15 janvier 1898.

Perméabilité de l'enveloppe arachnoïdo pie-mérienne.

SICARD (A.). — Recherches expérimentales et cliniques sur les injections sous-arachnoïdiennes et le liquide céphalo-rachidien. *Thèse de Paris*, 1900, page 56 et suivantes.

Perméabilité pleurale.

CASTAIGNE (J.). — Le pouvoir absorbant de la plèvre. *Presse médicale*, 28 mars 1900, page 150.

Communications à la Société médicale des hôpitaux de MM. RÉNON et LATRON, WIDAL et RAVAUT, CASTAIGNE, dans les séances, du 30 juin et du 6 juillet 1900:

GUÉRIN (Auguste). — Le bleu de méthylène et la perméabilité des séreuses *Journal de médecine de Bordeaux*, 20 mai 1900, page 358.

RAMOND et TOURLET. — Pouvoir absorbant de la plèvre au cours de la pleurésie séro-fibrineuse. *Presse médicale*, 14 mars 1900, page 128.

Epreuve du bleu et insuffisance hépatique.

CHAUFFARD (A.). — La perméabilité rénale au cours des ictères infectieux. *Presse médicale*, 8 janvier 1898, page 78.

CHAUFFARD (A.) et CAVASSE (A.). — Contribution à l'étude de la perméabilité rénale chez les hépatiques. *Presse médicale* 12 mars 1898, page 123.

CHAUFFARD (A,) et CASTAIGNE (J.). — Valeur séméiologique de l'épreuve du bleu de méthylène chez les hépatiques. *Bulletin et mémoires de la Société médicale des hôpitaux*, 22 avril 1898, page 359.

CHAUFFARD (A.) et CASTAIGNE (J.). — L'épreuve du bleu et les éliminations urinaires chez les hépatiques. *Journal de physiologie et de pathologie générale*, 1899, page 476.

MARTIN (A.). — *Thèse de Paris*, 1899, page 33.

MÉNÉTRIER. — Foie syphilitique. — Gommes et cirrhose avec hypersplénomégalie. *Bulletins et mémoires de la Société médicale des hôpitaux*, 22 juin 1900. page 766.

OULMONT (P.) et RAMOND (F.). — Insuffisance hépatique au cours d'une fièvre ortiée. *Presse médicale*, 29 avril 1899, page 201.

III. — Résultats directs obtenus par l'épreuve du bleu (perméabilité rénale)

En obstétrique.

BAR, MENU et MERCIER. — Faits pour servir à l'étude de la perméabilité rénale au bleu de méthylène à la fin de la grossesse, dans l'albuminurie gravidique et dans l'éclampsie. *Bulletin de la Société d'obstétrique*, 9 mars 1898.

BAR (Paul). — De l'excrétion urinaire chez les éclamptiques. *Bulletins de la Société médicale des hôpitaux*, 23 mars 1900.

GOIN. — La perméabilité rénale des éclamptiques. *Thèse de Paris*, 1899.

GUÉNARD. — Perméabilité rénale des éclamptiques au bleu de méthylène. *Thèse de Paris*, 1898.

POTOCKI. — Sur la perméabilité rénale chez les éclamptiques. *Bulletin médical*, 1898, page 105.

VAN DE VELDE. — La perméabilité rénale du bleu de méthylène chez les femmes enceintes et chez les éclamptiques. *Communication au congrès de gynécologie d'Amsterdam, et thèse de Leyde*, 1899.

En chirurgie.

ALBARRAN et BERNARD (Léon). — *Loc. citat.*

ALBARRAN. — Nouveau traité de chirurgie (article *reins*), 1899.

P. BAZY. — Diagnostic des lésions dites chirurgicales des reins. *Revue de gynécologie et de chirurgie abdominale*, avril 1898. *Association française de chirurgie*, 1898, page 59.

Discussions à la Société de chirurgie entre MM. Bazy et Albarran sur l'emploi du cathétérisme de l'uretère, combiné ou non, à l'épreuve du bleu, séances du 6, du 13, du 20 juin 1900.

Galeazzi et Grillo. — L'application de la méthode du bleu de méthylène à la chirurgie rénale et à l'étude de l'altération fonctionnelle des reins, consécutive à la chloroformisation. *Il policlinico* (partie chirurgicale), 1899, n° 18.

Guyon et Albarran. — Physiologie pathologique des rétentions rénales. *Association française d'urologie*, 1897, et *Annales des maladies des organes génito-urinaires*, octobre 1897.

Imbert (Léon). — Un cas d'hydronéphrose guérie par le cathétérisme de l'uretère. Communication présentée par M. Schwartz à la Société de chirurgie, juin 1897. Observations citées dans les 2e et 3e communications d'Achard et Castaigne. — Le cathétérisme des uretères par les voies naturelles. *Thèse de Montpellier*, 1898.

Lannelongue. — Technique de la cure de la hernie inguinale par la méthode sclérogène. *Bulletin médical*, 7 juillet 1897.

Tuffier. — Rapports sur la chirurgie rénale. *Congrès de Moscou*, août 1897.

Traité de chirurgie (article *reins*), 1898.

En médecine. — *A*) NÉPHRITES.

Achard (Ch.) — Perméabilité rénale. *Communication à l'Académie des sciences*, mai 1899.

Achard (Ch.) et Clerc (A.). — L'épreuve du bleu de méthylène, la durée et le taux de l'élimination. *Société médicale des Hôpitaux*, 2 février 1900, page 100.

Achard et Castaigne. — Bard. — Castaigne. — Lemoine. — Bernard. — *Loc. cit.*

Achard (Ch.) et Delamare (V.) — L'exploration clinique des fonctions rénales par la glycosurie phloridzique. *Bulletins et mémoires de la Société médicale des hôpitaux*, 7 avril 1899, page 379.

Achard et Lœper. — Albuminurie orthostatique, *Bulletin et mémoire de la Société médicale des Hôpitaux*, 22 et 29 juin 1900.

Bernard (Léon). — Pelade, vitiligo par auto-intoxication au cours d'une néphrite chronique. *Société de médecine des hôpitaux*, 5 mai 1899, page 464.

Baylac (J.) et Pérès. — Note sur la recherche de la perméabilité rénale par l'emploi du bleu de méthylène. *Bulletins et mémoires de la Société médicale des hôpitaux*, 23 juillet 1897, page 1076.

Bourg (L.) — Essai sur le diagnostic de la perméabilité rénale par le bleu de méthylène. *Thèse de Paris*, 1897.

Cloupet. — Contribution à l'étude clinique des fonctions rénales à l'aide de la phloridzine. *Thèse de Toulouse*, 1899.

Czylharz et Donath. — Élimination du bleu de méthylène par les reins normaux et pathologiques. *Wiener Klin. Wochenschrift,* 15 juin 1899, page 649.

Delamare (V.) — La glycosurie phloridzique, son application à l'exploration clinique des fonctions rénales. *Thèse de Paris*, juin 1899.

Dériaud (P). — Contribution à l'étude de la perméabilité rénale par le procédé du bleu de méthylène dans les différentes formes cliniques de l'albuminurie. *Thèse de Paris,* 1897.

Devoto. — Fonctions rénales et perméabilité rénale. *La clinique médicale italienne*, 1898, n° 9.

Gibert. — La perméabilité rénale au bleu de méthylène. *Thèse de Montpellier,* 1898.

Gillet (H.). — Albuminuries intermittentes des jeunes sujets et perméabilité rénale. *Annales de la policlinique de Paris*, mars 1898. — *Ibid.*, juin 1900.

Héron de Villefosse. — Le bleu de méthylène en 1897. *Thèse de Paris*, 1897.

Milian. — *Revue générale in Presse médicale*, 1898, et *communication à la Société de Dermatologie*, 10 février 1898.

Mongour et Gentes (de Bordeaux). — Glycosurie alimentaire, glycosurie phloridzique et bleu de méthylène, comme moyens de pronostic au cours des néphrites subaiguës. *Société de biologie*, 29 juillet 1899, page 759.

Montignac (Jean). — Atrophie rénale consécutive à la scarlatine. *Thèse de Paris*, 1897.

Muggia (A.) — Diognostic de la perméabilité rénale chez les enfants. *Gazette médicale de Turin*, 10, 17 et 24 février 1898, pages 101, 121 et 141.

Muller (Fr.) — Élimination du bleu de méthylène par les reins. *Deutsche Arch. fur Klin. méd.* 1899, Bd. 63, p. 130.

Nesti (G.) — Diagnostic de la perméabilité rénale par les injections du bleu de méthylène. *La settimana médica*, 16 et 23 juillet 1898, n°ˢ 29 et 40.

Pedenko (A.) — Contribution à l'étude de la valeur seméiologique de l'excrétion du bleu de méthylène dans les différentes formes de néphrites. *Gazette de Botkine*, juillet 1899.

Pérès. — Contribution à l'étude de la perméabilité rénale : son diagnostic par l'emploi du bleu de méthylène. *Thèse de Toulouse*, 1897.

Prudhommeaux (L.) — De l'élimination prolongée du bleu de méthylène dans l'imperméabilité rénale. *Thèse de Paris*, 1899.

Reynaud (G.) et Olmer (D.) — Valeur chimique de l'épreuve du bleu de méthylène dans 343 observations inédites. *Marseille médical*, octobre 1899, page 577.

Rummo. — De l'élimination urinaire du bleu de méthylène par les reins normaux et par les reins malades. *La Riforma medica*, 1899, volume 2, page 829.

Van Nypelsen. — Diagnostic de la perméabilité rénale par le bleu de méthylène, *La Clinique*, 20 octobre 1898, nº 42, page 689.

B) CARDIOPATHIES.

Achard (Ch.) et Castaigne (J.) — La perméabilité rénale et la composition des urines, dans la congestion d'origine cardiaque et dans le mal de Bright. *Bulletins et mémoires de la Société médicale des Hôpitaux*, 14 janvier 1898.

André Martin. — Contribution à l'étude de la polyurie chez les cardiaques. *Thèse de Paris*, 31 mai 1899.

C) INFECTIONS ET INTOXICATIONS.

Achard (Ch.) et Weil (Emile). — Imperméabilité rénale et hyperglycémie dans le diabète. *Bulletins et mémoires de la Société médicale des Hôpitaux*, 21 janvier 1898.

Burghart. — Elimination rénale du bleu de méthylène chez les diabétiques. *Berlin Klin. Wochenschrift*, 1898.

Danlos et Leredde. — *Société de Dermatologie*, 4 mai 1899.

Frankel (H). — Perméabilité rénale chez les personnes atteintes de cataracte. *Congrès de médecine de Montpellier*, avril 1898.

Lemoine. — Epreuve du bleu de méthylène et complications de la scarlatine. *Société médicale des Hôpitaux*, 18 juin 1897.

Remlinger. — Epreuve du bleu de méthylène et accidents tardifs de la dysentérie, *Gazette hebdomadaire*, juillet 1900 (communication du manuscrit).

Reynaud (G.) et Olmer (D.). — *Loco citato* sur la perméabilité rénale dans la fièvre typhoïde. *Bulletin médical*, 14 octobre 1899, page 903.

Troisier. — Perméabilité rénale dans le diabète. *Bulletins et mémoires de la Société médicale des Hôpitaux*, 28 janvier 1898, page 88.

D) MALADIES NERVEUSES,

Bodoni (P.). — Perméabilité rénale au bleu de méthylène dans les maladies nerveuses. *Rivista sperimentale de frenetria et di med. leg.*, 1899.

Bonfigli (R.). — Sur l'élimination du bleu de méthylène dans l'épilepsie, l'hystérie et quelques autres maladies mentales. *Revista sperimentale di frenatria et di med. leg.*, vol. XXV.

Castaigne (J.). — L'épreuve du bleu de méthylène chez les épileptiques, *in Revue générale*, *Gazette des Hôpitaux*, 11 juin 1898.

Dufour (H.). — Dufour (H.) et Rogues de Fursac. — *Loco citato.*

Féré et Laubry. — L'élimination rénale du bleu de méthylène chez les épileptiques. *Société de Biologie*, 23 octobre 1897.

Pietro Bodoni. — Du passage du bleu de méthylène par le rein, au cours de diverses formes de psychoses. *Rivista di pathol. nerv. et mentale*, octobre 1898, vol. III, page 460.

Voisin (J.). — Perméabilité rénale dans l'épilepsie. *Congrès des médecins aliénistes*, Angers, août 1898.

Voisin (J.) et Hauser. — Remarques sur l'élimination du bleu de méthylène. *Gazette hebdomadaire*, 27 mai 1897 et *Société médicale des Hôpitaux*, 18 juin 1897.

Voisin (J.) et Mauté (A.). — Note sur l'élimination du bleu de méthylène chez les épileptiques. *Archives de Neurologie*, septembre 1898, page 189.

E) URÉMIE.

Achard (Ch.) et Clerc (A.). — L'influence de la répétition des doses sur l'élimination du bleu de méthylène. *Bulletin de la Société médicale des Hôpitaux*, 30 mars 1900.

Bernard (Léon). — Les fonctions du rein dans les néphrites chroniques. *Bulletins et mémoires de la Société médicale des Hôpitaux*, 26 janvier et 9 février 1900 et *Thèse* déjà citée.

Muggia. — *Loco citato.*

Vaquez. — Remarques sur les méthodes propres à apprécier l'état des fonctions rénales. *Bulletins et mémoires de la Société médicale des Hôpitaux*, 9 février 1900.

Widal. — Les fonctions rénales dans les états urémiques. *Bulletins et mémoires de la Société médicale des Hôpitaux*, 2 février 1900. Discussion de MM. Pierre Merklen et Ch. Achard.

Widal. — Les modifications de la perméabilité rénale chez un même sujet. *Bulletins et mémoires de la Société médicale des Hôpitaux*, 30 mars 1900, page 409.

www.ingramcontent.com/pod-product-compliance
Ingram Content Group UK Ltd.
Pitfield, Milton Keynes, MK11 3LW, UK
UKHW020144220726
13923UKWH00001B/360